Kinderanästhesie

Springer

Berlin
Heidelberg
New York
Barcelona
Budapest
Hongkong
London
Mailand
Paris
Santa Clara
Singapur
Tokio

T. Beushausen   G.-B. Kraus   J. Strauß   (Hrsg.)

Sedierung und Narkose
bei diagnostischen Eingriffen
im Kindesalter

Mit 26 Abbildungen und 28 Tabellen

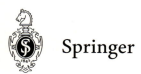 Springer

Dr. med. THOMAS BEUSHAUSEN
Kinderklinik auf der Bult, Abteilung Anästhesie
Janusz-Korczak-Allee 12, D-30173 Hannover

Priv.-Doz. Dr. med. habil. GABRIELE-BIRGIT KRAUS
Krankenhaus Siloah
Roesebeckstraße 15, D-30449 Hannover

Priv.-Doz. Dr. med. JOCHEN STRAUß
Medizinische Hochschule Hannover
Abteilung Anästhesie III
Konstanty-Gutschow-Straße 8, D-30625 Hannover

ISBN 3-540-60600-9 Springer-Verlag Berlin Heidelberg New York

Die Deutsche Bibliothek – CIP-Einheitsaufnahme
Sedierung und Narkose bei diagnostischen Eingriffen im Kindesalter / T. Beushausen
(Hrsg.). – Berlin; Heidelberg; New York; Barcelona; Budapest; Hong Kong; London;
Milan; Paris; Santa Clara; Singapore; Tokyo: Springer, 1996
    (Kinderanästhesie)
    ISBN 3-540-60600-9
NE: Beushausen, Thomas [Hrsg.]

Hersteller: Isolde Gundermann
Umschlaggestaltung: design & production GmbH, Heidelberg
SPIN: 10553924   19/3111 - 5 4 3 2 1 – Gedruckt auf säurefreiem Papier

Geleitwort

Die diagnostischen Möglichkeiten in der Medizin haben in den letzten Jahren und Jahrzehnten dramatisch zugenommen. Sind es bei den nichtinvasiven Maßnahmen das Computertomogramm, die Kernspintomographie und die Sonographie, deren Einblick sich kein Organ mehr entziehen kann, so ergeben sich mit den invasiven Maßnahmen wie Broncho-, Tracheo-, Ösophago-, Gastro-, Duodeno- und Koloskopie, Lumbal- und Sternalpunktion, Zystoskopie und Endosonographie eine Fülle weiterer Verfahren, die sich bei der Abklärung verdächtiger pathologischer Befunde ergänzen.

Der Erwachsene ist über die Notwendigkeit nichtinvasiver und invasiver diagnostischer Maßnahmen meist leicht zu überzeugen und wird aufgrund seiner Krankheitseinsicht die nichtinvasiven Maßnahmen meist klaglos über sich ergehen lassen, auch wenn es bei der Kernspintomographie auch im Erwachsenenbereich Patienten gibt, die bereits bei dieser Untersuchungsmethode an die Grenzen ihrer psychischen Belastbarkeit stoßen (Klaustrophobie!) und eine medikamentöse Distanzierung erbitten. Aber schon bei invasiven diagnostischen Maßnahmen kann sich der Arzt der Toleranz seines Patienten nur sicher sein, wenn er ihm Unterstützung gibt: Lokalanästhesie, Sedierung, im Extremfall Narkose.

Bei Kindern stellt sich die Situation gänzlich anders dar. Es fehlt Krankheitseinsicht, es dominiert die Angst vor der Umgebung Krankenhaus, ärztliche Anordnungen wie „bitte ruhig liegenbleiben" fallen frühestens ab dem Vorschulalter auf fruchtbaren Boden. Und der Mutterentzug, der auch bei kurzzeitigen diagnostischen Eingriffen und Verfahren meist notwendig ist, wird von Kindern bis zum Vorschulalter überwiegend nur unter Protest ertragen. Da die diagnostische Aussagekraft der nichtinvasiven und invasiven Methoden an die Güte der gewonnenen Bilder gebunden ist, hängt diese Güte direkt vom Verhalten des Kindes ab. Deshalb sind bei den meisten invasiven, aber im Gegensatz zum

Erwachsenenalter auch bei den nichtinvasiven Untersuchungen bei Kindern oft Sedierung oder Narkose notwendig.

Diese Meinung wird nicht von allen Fachleuten geteilt. Gerade für Pädiater ist die Narkose bei Kindern immer noch ein „mysteriöses" Verfahren mit hohen Risiken, das sie den Kindern bei diagnostischen Verfahren nicht zumuten wollen. Den Radiologen dagegen ist jede Methode recht – Hauptsache das Kind hält für die Dauer der Untersuchung still, und das Ergebnis ist optimal.

Der Workshop „Sedierung oder Narkose zu diagnostischen Eingriffen?", veranstaltet von Frau Priv.-Doz. G. B. Kraus, Frau Dr. U. Steffan und Herrn Prof. Dr. J. Hausdörfer (Hannover) im November 1994 in Soltau, führte alle Fachleute – Pädiatrie, Radiologie, Anästhesie – zusammen, um die anstehenden Probleme, die sich aus der Thematik ergeben, zu erörtern.

Es war ein ungewöhnlich fruchtbares Symposium, das sehr viele Impulse zum Nachdenken und Überdenken der eigenen Vorgehensweise gab. Um diese Impulse auch Kolleginnen und Kollegen weiterzugeben, die an diesem Workshop nicht teilnehmen konnten, liegen nun die Vorträge und Diskussionsbeiträge in einem Symposiumsband vor, dem ich eine weite Verbreitung wünsche.

Stuttgart, im September 1995   Priv.-Doz. Dr. med. F.-J. Kretz
                                      1. Sprecher des Arbeitskreises
                                      Kinderanästhesie
                                      der Deutschen Gesellschaft
                                      für Anästhesiologie
                                      und Intensivmedizin

Vorwort

Der Band befaßt sich aus interdisziplinärer Sicht mit Narkose- bzw. Sedierungsmaßnahmen für diagnostische Eingriffe im Kindesalter. Die Beiträge entstanden auf der Grundlage eines Workshops des Arbeitskreises Kinderanästhesie der DGAI, welcher unter Beteiligung von Anästhesisten, Pädiatern, Kinderkardiologen, Neuroradiologen und Pharmakologen im November 1994 in Soltau durchgeführt wurde.

Der Entschluß, Anästhesie und Sedierung für diagnostische Eingriffe zum Thema eines Workshops zu machen, hat mehrere gewichtige Gründe:

1. In den letzten Jahren sind neue diagnostische Verfahren in die Klinik eingeführt worden, die teilweise sehr spezielle Narkosen erfordern. Um einerseits die Problematik der Diagnostik richtig abschätzen zu können, andererseits aber auch die Eltern adäquat über die hierzu erforderliche Narkose aufklären und ihr Einverständnis einholen zu können, ist eine aktuelle Bestandsaufnahme der derzeit üblichen und in Zukunft auf uns zukommenden Verfahren mit der entsprechenden anästhesiologischen Versorgung notwendig.

2. Unser verschärftes Bewußtsein, auch diagnostische und therapeutische Interventionen beim Kind nicht nur in Sedation, sondern, wo nötig, auch in Analgesie durchzuführen.

3. Aus der klinischen Praxis ist uns die alltägliche Problematik bekannt, daß bei Patienten in einer sog. Sedation plötzlich und unverhofft anästhesiologische Interventionen erforderlich werden.

4. Diagnostische Eingriffe finden oft in Räumlichkeiten statt, die, abgesehen von den Untersuchungsgeräten, die den Zugang zum Patienten erschweren, primär nicht für anästhesiologische Interventionen eingerichtet sind. Zudem sind sie oft vom zentralen Operationsbereich abgelegen, so daß Fachpersonal und Ausrüstung nur unter erschwerten Bedingungen bereitzustellen sind.

Die Antwort auf die zentralen Fragen,
- welche Untersuchung kann in Sedierung erfolgen, und welche muß in Narkose durchgeführt werden,
- wie werden beide Verfahren gegeneinander abgegrenzt,
- und mit welchem angemessenen Überwachungsaufwand sind beide für das Kind sicher und angenehm durchzuführen,

sind wir mit diesem Workshop nähergekommen, ohne eine definitive Lösung bieten zu können.

Anerkannte Fachspezialisten haben gemeinsam mit Anästhesisten angemessene und praktikable Narkose- bzw. Sedierungsverfahren für die einzelnen diagnostischen und therapeutischen Interventionen im Dialog erarbeitet. In einigen Bereichen, wie z. B. bei der Herzkatheteruntersuchung, werden dagegen 2 mögliche, aber ganz verschiedene Konzepte dargestellt.

Die unter aktiver Mitarbeit der Pädiater entstandene lebhafte Diskussion ist in die vorliegende Publikation miteingeflossen.

Die Herausgeber

Inhaltsverzeichnis

Teil C: Anästhesiologische Versorgung: diagnostische Eingriffe

Verzeichnis der erstgenannten Autoren

BEUSHAUSEN, T., DR. MED.
  Abteilung Anästhesie, KKB
  Janusz-Korczak-Allee 8, D-30173 Hannover

FUNK, W., DR. MED.
  Klinik für Anästhesiologie der Universität Regensburg
  Universitätsstraße 11, D-93042 Regensburg

HABEL, G., DR. MED.
  Klinikum Buch
  Klinik für Anästhesiologie und operative Intensivmedizin
  Karower Straße 11, D-13125 Berlin

HUK, W. J., PROF. DR. MED.
  Kopfklinik der Universität Erlangen-Nürnberg
  Abteilung Neuroradiologie
  Schwabachanlage, D-91054 Erlangen

KLOTZ, U., PROF. DR. RER. - NAT.
  Dr. Margarete Fischer-Bosch Institut für Klinische Pharmakologie
  Auerbachstraße 112, D-70376 Stuttgart

MÜHLENDAHL, K. E. VON, PROF. DR. MED.
  Kinderhospital Osnabrück
  Iburger Straße 187, D-49082 Osnabrück

RODECK, B., DR. MED.
  Medizinische Hochschule Hannover, Kinderklinik
  Abteilung Pädiatrie II und
  pädiatrische Nieren und Stoffwechselerkrankungen
  Konstanty-Gutschow-Straße 8, D-30625 Hannover

SCHÄFFER, J., PROF. DR. MED.
Robert-Koch-Krankenhaus
Klinik für Anästhesiologie und operative Intensivmedizin
von-Reden-Straße 1, D-30989 Gehrden

SCHIRLE, P., DR. MED.
Olga-Hospital, Abteilung Anästhesiologie
Bismarckstraße 8, D-70176 Stuttgart

SCHREIBER, M. N., DR. MED.
Universitätsklinikum Ulm, Abteilung Klinische Anästhesiologie
Steinhövelstraße 9, D-89075 Ulm

SEIDENBERG, J., PRIV.-DOZ. DR. MED.
Städt. Kinderklinik Oldenburg
Abteilung Pädiatrische Pneumologie und Allergologie
Neonatologie und Intensivmedizin
Cloppenburger Straße 363, D-26133 Oldenburg

SINGER, H., PROF. DR. MED.
Klinik für Kinder und Jugendliche
der Universität Erlangen-Nürnberg, Abteilung Kardiologie
Loschgestraße 15, D-91054 Erlangen

STRAUß, G., DR. MED.
Medizinische Hochschule Hannover, Kinderklinik
Abteilung Hämatologie und Onkologie
Konstanty-Gutschow-Straße 8, D-30625 Hannover

STRAUß, J. M., PRIV.-DOZ. DR. MED.
Medizinische Hochschule Hannover, Abteilung Anästhesie III
Konstanty-Gutschow-Straße 8, D-30625 Hannover

STRAUSS, H., DR. MED.
Klinik für Anästhesiologie der Universität Erlangen-Nürnberg
Krankenhausstraße 12, D-91054 Erlangen

WULFF, J.-G., DR. MED.
Kinderkrankenhaus Wilhelmstift, Abteilung Anästhesie
Liliencronstraße 130, D-22149 Hamburg

Teil A:

Sedierung vs. Narkose

Historische Aspekte der Sedierung bei Kindern

G. Habel

„Ein Begriff ist nur zu gebrauchen, wenn er sichtbar macht, was er ausschließt."

(Niklas Luhmann)

Während operativ-therapeutische Maßnahmen im Kindesalter a priori und in der Regel Extremsituationen darstellen, können schon diagnostische Maßnahmen v. a. beim Kleinkind von der Uneinsichtigkeit über Unwilligkeit bis zum aggressiven Abwehrverhalten mit Selbst- und Umgebungsgefährdung führen und sind für das medizinische Personal eine Herausforderung. In diesem Rahmen kann die Sedierung einen erfolgreichen Beitrag leisten. Sie trägt zur externen Qualitätssicherung von Krankenhausleistungen bei [11].

Die Möglichkeit der Sedierung sollte heute v. a. bei Kindern im Rahmen ambulanter oder stationärer diagnostischer und therapeutischer Maßnahmen zum ärztlichen Handlungsstandard und medizinischen Versorgungsstandard, zum Standard des Versorgungsprozesses gehören [10, 11, 26], so wie es 1992 in den Richtlinien der American Academy of Pediatrics festgeschrieben wurde [6].

Sedierung als Rarität in früherer Zeit bis ungefähr 1850

Im „Buch der Chirurgie" (Abb. 1) des Hieronymus Brunschwig von 1497 wird ein „dol track", ein Toll- oder Betäubungstrank erwähnt, der aus Nachtschatten, Bilsenkrautsamen, Mohn, Crocus und Mandragora hergestellt wird, wobei „von jedem 1 Quintlein" zu einem „groben Pulver gestoßen" wird und wovon „2 Quintlein sieden und auf einmal trinken zu lassen" sind. Danach sind die Wunden mit Schere oder Messer aufzuschneiden – „erschrecklich ist das den Menschen" –, um Pfeile, Dornen, Holzsplitter herauszuziehen: Wenn der „Mensch das Schneiden des Schreckens halber nicht erleiden möchte, so gebührt es sich, daß du ihm

Abb. 1. Hieronymus
Brunschwig:
Buch der Chirurgie,
Augsburg 1497
(Titelblatt)

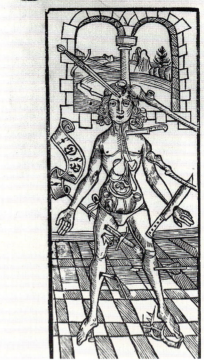

diesen Tolltrank zu trinken gibst, davon er einschläft und das Schneiden
nicht empfindet" [9].

1517 berichtete Hans von Gerßdorff im „Feldtbuch der Wundartznei"
beim gleichen Rezept auch über Todesfälle [17]: „Dann sye werdent gern
schöllig und unsinnig dovuon." Übrigens sollen Henkersknechte vor
Folterungen Unglückliche mit ähnlichen Trunken empfindungslos gemacht haben. Bereits von Dioscorides im 1. Jahrhundert n. Chr. und später bis zum 15. Jahrhundert (z. B. von Avicenna, Albertus Magnus, Kon-
rad von Megenberg) wurde eine Mandragora-Wein-Zubereitung für
chirurgische Eingriffe beschrieben.

Die Möglichkeit der praktischen Anwendung von Schlaftrunken und auch Schlafschwämmen vom späten Mittelalter bis weit in die Neuzeit hinein sagt nichts über ihre Verbreitung und gewohnheitsmäßige Anwendung aus, über die wir heute letztendlich nichts wissen. Problematisch ist zudem außerdem, daß niemand mit einem „modernen" Bewußtsein das Denken und Fühlen von Menschen vergangener Zeiten glaubhaft rekonstruieren kann.

Wir finden bis ungefähr 1850 in der Literatur nur ausgesprochen selten Hinweise auf Sedierung von Kindern wie auch bis nach 1750 selten Berichte über chirurgische Maßnahmen bei Kindern.

Ein zeitgenössischer, eher kurioser Bericht aus dem Jahre 1719 mag dies verdeutlichen als Ausdruck völlig anderer Wertigkeiten, mitgeteilt 1737 von Kundmann als „Von einem aus der Scham einer Jungfer gezogenen großen Schweinezahne", die „über den Hof gegangen, von dem Zuchtschweine oder sogenannten Eber über den Haufen gerennet und mit dessen Waffen am heimlichen Ort dem Ansehen nach gefährlich blessiret worden" war, so daß anfangs der Eindruck entstand, das Schloßbein sei „entzwey", in Wirklichkeit aber war, weil der Gutsherr das Schwein fangen und binden ließ, dessen „Zahn abgebrochen", der dort „in einer solchen Distanz steckte, daß weder der Vulva noch dem intestino recto davon im geringsten Schaden geschehen" [23].

Bis um 1859 galten andere Prioritäten: Es stand die Bewältigung des Schmerzproblems in einer entsprechenden Operationshaltung an 1. Stelle.

Dazu einige Beispiele:
1) Der schon von Bartisch 1583 [8] (Abb. 2) vor der Operation angebundene Patient wird um 1800 noch ebenso unverändert behandelt. Der Primararzt des Wiener Allgemeinen Krankenhauses Franz Xaver Edler von Rudtorffer schrieb über die Operation einer Hasengaumenspalte bei einem 3jährigen Mäden 1805: „Nachdem dem Kinde beyde Arme an den Leib angefatscht waren, wurde dasselbe in die gehörige Lage gebracht und von einem Gehilfen festgehalten" (und, da die Blutung stark war, wurde der Kopf etwas vorwärts geneigt und die Wundränder mit einem in kaltem Wasser getränkten Badeschwamm bedeckt) [27]. Der Erlanger Oskar Heyfelder beschreibt noch über 50 Jahre später gleiches [21]. Auch Dieffenbach führte die meisten Operationen am sitzenden Patienten im Lehnstuhl durch [13]. Über die Operation einer Neugeborenensyndaktylie 1804 schreibt Rudtorffer: Der erste Gehilfe „hält das Kind auf seinem Schoß", während der zweite die Hand so hält, „daß der (stehende oder sitzende) Operateur

Abb. 2. G. Bartisch: Das ist Augen-
dienst, Dresden 1583.
Zeitgenössische Darstellung der
„Lagerung" bei Operationen

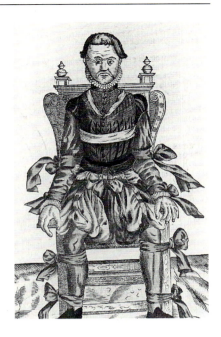

durch keine Bewegung des Kindes in der Ausübung gehindert werden kann" [28].

2) Anläßlich der Verblutung eines Judenkindes nach ritueller Zirkum-
zision in Berlin 1798 der obersten preußischen Verwaltungsbehörde,
dem Generaldirektorium, mitgeteilte „Verhaltungsvorschriften und
nötige Instruktionen an die jüdischen angehenden Opereurs der is-
raelitischen Kinderbeschneidung nach den mosaischen Gesetzen" be-
schreiben 1 Stunde vor der Beschneidung das Baden in der Wohnstu-
be, anschließend, damit der „Körper von dem Messer unberührt blei-
be" und „heftige Bewegungen" unterbleiben, die Wicklung des
Kindes bis auf das Glied. Und schließlich nahm ein auf einem „com-
moden Stuhle sitzender Mann" das Kind auf den Schoß und hielt es
mit den Knien fest [1] (Abb. 3).

3) 1806 mußte sich diese oberste preußische Verwaltungsbehörde mit
der „Schädlichkeit der schlafmachenden Mittel bey Kindern" be-
schäftigen [2], nämlich mit der „schädlichen Gewohnheit von Personen der niedern Volksklasse" aus der Gegend von Heiligenstadt
(südöstlich Göttingen, südwestlich des Harzes), „ihren Kindern ein
aus gestoßenen und mit Wasser abgekochten Mohnköpfen zubereite-

Abb. 3. Dürer:
„Die Beschneidung Chritsti"
(um 1503/04). Aus:
Dürer: Das gesamte graphische
Werk in 2 Bänden,
2. Druckgraphik [1571].
Rogner & Bernhard, München,
1988

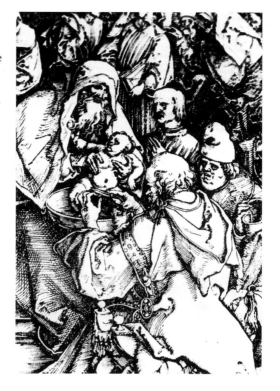

tes betäubendes Getränk zu geben", um sie „ruhig und im Schlafe zu erhalten", wenn sie tagsüber zur Feldarbeit sind. Das Oberkollegium medicum et sanitatis in Berlin als oberste preußische Medizinalbehörde entwarf daraufhin ein Publikandum mit Strafgebot in Geld oder angemessener Leibesstrafe, weil der „Gebrauch schlafmachender Mittel" für die „Ausbildung des Geistes und Körpers äußerst verderblich, weil jeder erzwungene und lange anhaltende Schlaf endlich Trägheit und Dummheit hervorbringt", auch „ein leicht zu bewirkender plötzlicher Tod" möglich ist und Kinder, die Mohn erhalten, „traurig, schläfrig, dumm, kraftlos, zur Arbeit unbrauchbar" werden und später „ihren Eltern und Angehörigen zur Last fallen" [2].

Ob dieser Mißbrauch weit verbreitet war, ist nicht überliefert. Jedenfalls sollte in Heiligenstadt das Publikandum veröffentlicht werden, und die Prediger hatten in „öffentlichen Kanzelvorträgen und Privatunterhaltungen mit ihren Pfarrkindern die Schädlichkeit eindrücklich" zu machen. Außerdem ordnete die oberste preußische Verwaltungsbehörde an, das Publikandum in den öffentlichen Blättern zu inserieren.

Wir sehen hier also ein Beispiel von vom Volk praktizierter Sedierung mit dem Ziel, den Lebensunterhalt sichern zu helfen.

Übrigens: 1805 veröffentlichte der 21jährige Sertürner seine Entdeckung, daß der Opiumsaft Morphium enthält [28].

Im „Handbuch der Chirurgie zum Gebrauche bei seinen Vorlesungen" 1826 beschreibt der Heidelberger Ordinarius Chelius die Vorbereitung zur Operation einer Hasenscharte: „Immer muß das Kind, ehe man die Operation unternimmt, längere Zeit wach gehalten werden." Operiert wird dann in einer Position wie bei Rudtorffer [12]. Nur postoperativ, „wenn das Kind viel schreit, gebe man etwas Syrupus opiatus". Und noch 1870 empfiehlt von Szymanowski im „Handbuch der operativen Chirurgie" zur Schmerzlinderung die Übermüdung als Op.-Vorbereitung [30].

Sedierung im Rahmen der chirurgischen Anästhesie seit ungefähr 1850 bis ungefähr 1950

Selbstverständlich war die Durchführung einer Operation als chirurgische Maßnahme vor Einführung der Volatila Äther, $CHCl_3$ und später Lachgas eine Tortur. Mit diesen Anästhetika wurden schlagartig zumindest schmerzarme Operationen möglich.

Nun standen plötzlich für über ein Jahrhundert mehrere Probleme im Vordergrund:

1) *Die sichere Anwendung der Anästhetika durch sachkundiges Personal.* Zum Beispiel durften im Herzogtum Coburg 1847 Ätherinhalationen per Verordnung „im Interesse des Publikums, und um möglichen, anderwärts schon eingetretenen übelen und selbst lebensgefährlichen Folgen vorzubeugen, nur unter der Leitung und Aufsicht eines praktischen Arztes von Chirurgen vorgenommen" werden, und „jede Contravention gegen diese Verordnung (sollte) unnachsichtig mit einer Strafe . . . geahndet werden" [18].
   Und in Hessen wurden die 1847 erlassenen ähnlichen Bestimmungen 1848 auf Chloroform ausgedehnt [19], nämlich, daß „von nun an nur den in der gesammten Heilkunde geprüften und approbirten Ärzten allgemein erlaubt, dem übrigen Heilpersonal dagegen, insbesondere

den Wundärzten, Zahnärzten und Hebammen, im Allgemeinen bei Vermeidung disziplinarer Bestrafung untersagt und nur dann gestattet, wenn dabei ein in der gesammten Heilkunde geprüfter und approbirter Arzt zugezogen wird" [19].

Die den Wund- und Zahnärzten nicht erlaubte Anwendung hatte im November 1849 in Berlin zur Folge, daß eine zu einer Zahnoperation mit Chloroform anästhesierte junge Frau innerhalb von 1 Minute verstarb, was die Presse veranlaßte zu fordern, diese Gesetzesübertretung als Fahrlässigkeit „nicht ungestraft" zu lassen [3]. Fahrlässige Tötung nach dem Kriminalgesetzbuch sollte 1848 auch einem Landphysikus wegen der $CHCl_3$-Anwendung bei einem 1jährigen Kind angelastet werden [4, 5].

2) *Die sichere Anwendung der Anästhetika durch Sammlung praktischer Erfahrungen.* Aus 2 von vielen Äthermonografien vor 1850 sei zitiert. Dieffenbach preist in „Der Äther gegen den Schmerz" den Äther als den „größten Gewinn für das leidende Menschengeschlecht" [13]. Eine Hälfte des Buches ist mit Kasuistiken gefüllt, davon 23 über Kinder. Es findet sich kein Sedierungshinweis.

Auch in Heyfelder's „Die Versuche mit dem Schwefeläther..." [20] liegt die Betonung bei der Schilderung der „Ätherisationen" an Kindern ausschließlich auf der Beobachtung des Ätherisationsverlaufes, Sedierungshinweise fehlen ebenfalls. Die präätherische Phase wird in der Regel so geschildert: „Inhalierte den Äther 3 Stunden nach dem Frühstück" bzw. „nach Tische".

3) *Der Streit um die beste Anästhesiemethode und das ideale Anästhetikum.* Bald konkurrierte die apparatlose, offene Tropfnarkose mit der Apparatnarkose. Äther war in dieser Zeit das gebräuchlichste Anästhetikum für Kinder.

4) *Das Problem der anästhesiebedingten Atemwegsverlegung,* da mechanische Atemwegsverlegungen in tiefer Narkose häufig waren, wie es Esmarch 1877 instruktiv darstellte [15].

Emmert spricht 1850 in seinem „Lehrbuch der Chirurgie" [14] unter „OP-Vorbereitung" von die „Empfindlichkeit möglichst abzustumpfen" durch Nervenkompression, Opium oder „Blutentziehung bis zur Ohnmacht" – alles Mittel, die in einzelnen Fällen zu empfehlen, teils schädlich seien, aber durch den Äther hinfällig geworden seien. Emmert konzentriert sich auf Narkose und Operation und negiert eine präoperative Vorbereitung.

1912 wird in einem amerikanischen kinderanästhesiologischen Erfahrungsbericht unter „Vorbereitung" die Sedierung nicht erwähnt [22].

Zu etwa dieser Zeit erschien auch eine präoperative Sedierung bei der hypertrophen Pylorusstenose des Säuglings z. B. abwegig, stand doch die Op. als ultima ratio im Vordergrund aller Bemühungen.

Erwähnenswert ist auch, daß das synthetische Schlafmittel Chloralhydrat, zunächst ab 1869 zur Behandlung schlafgestörter Patienten und später weit verbreitet als Schlaf-, Beruhigungsmittel und auch Antikonvulsivum in der Kinderheilkunde eingesetzt, in der präoperativen Vorbereitung von Kindern in der Literatur nicht erwähnt wurde.

Sedierung als Bestandteil der Prämedikation

1938 publizierte Waters seine 6seitige Arbeit zur Prämedikation bei Kindern [31], der in mehreren Veröffentlichungen in den 40er Jahren Prämedikationsschemen folgten mit relativ ähnlichen, aber auch „nicht ganz genügenden Ergebnissen".

Lundy erwähnt 1942 in seiner „Klinischen Anästhesie", einem zeitgenössischen Standardwerk, nur, daß bei fehlender Prämedikation junge Kinder bei einer Lachgasanalgesie deutlich zappeln und kämpfen würden [25].

Die Sedierung ist in der 2. Auflage der 2 klassischen Kinderanästhesielehrbücher von Smith [29] und Leigh [24] um 1960 fester, ja obligater Bestandteil der präoperativen Medikation, die jeweils in je einem eigenständigen Kapitel knapp 3 % des Seitenumfangs umfaßt.

Leigh empfiehlt eine PM (auch rektal, wie auch Smith) von „sehr leicht" bis „sehr tief", aber nicht „komatös", und (wie auch Smith) ab Kleinkindesalter die Gabe von Morphin, Meperidin und Pento- oder Secobarbital.

Smith konstatierte, die meisten Anästhesisten hielten eine Prämedikation bei Kindern für obligat (obwohl noch Jackson 1951 eine Sedierung bei älteren Kindern für unnötig gehalten hatte, weil sie durch Überzeugung zur Kooperation fähig seien) und formulierte als ultimatives Ziel der Prämedikation von Kindern eine „Sedierung ohne Depression". Der „Anästhesist" publizierte 1965–1970 lediglich 6 Arbeiten zur PM, eine über die bei Kindern]7]. Und von gut 8000 in „Exzerpta Medica Anaesthesiology" 1980, 1985, 1990 referierten Arbeiten beschäftigten sich 157 mit der PM und Sedierung, davon 11 mit Kindern [16].

In den letzten Dezennien kamen neue psychotrope Pharmaka, wie die Phenothiazine, als Anxiolytika Barbiturate und Benzodiazepine zur Sedierung auch bei Kindern zur Anwendung.

Zusammenfassung

Über Jahrtausende bis um 1950 war eine Sedierung als effiziente präoperative Medikation bei Kindern (wie Erwachsenen) für chirurgische Maßnahmen kaum von Bedeutung. Erst danach wurde sie zu dem, was sie heute ist: einem integralen Bestandteil kinderanästhesiologischer Maßnahmen. Und noch mehr: Begreift man Zivilisation mit N. Elias als Wertaussage und als Gesamtheit der durch den Fortschritt der Wissenschaft und Technik geschaffenen, verbesserten materiellen und sozialen Lebensbedingungen, so gehören auch die Errungenschaften der klinischen Medizin, im besonderen der medizintechnisch-wissenschaftliche Forschritt der letzten 15 Jahre (über MRT bis zur PET), dazu.

Damit wird Sedierung auch außerhalb des operativ-chirurgischen Bereichs zur Durchführung nichtinvasiver und invasiver diagnostischer und therapeutischer Maßnahmen zum Erfordernis, zur Herausforderung und zur ärztlichen Pflicht.

Literatur

1. Acta (1798/99), wegen der zur Verhütung der Fahrlässigkeit bei dem Beschneiden der Judenkinder zu nehmenden Maßregeln. Geheimes Staatsarchiv Preußischer Kulturbesitz (GStAPK), Rep. Generaldirektorium, Generaldepartment LVII 23, 23 Fol.
2. Acta (1806), betr. die Schädlichkeit der schlafmachenden Mitteln bei Kindern. GStAPK, Rep. Generaldirektorium, Generaldepartment LXVII 40, 7 Fol.
3. Acta (1847–1890), betr. die Anwendung des Schwefeläthers und Chloroforms bei chirurgischen Operationen. GStAPK, Rep. 76 VIII A 2247, Fol. 57–61, 203, 207–212
4. Acta (1848) betr. gutachtlichen Bericht an das königliche Ministerium des Innern über die Anwendung des Chloroforms. Staatsarchiv Hannover 134, Nr. 2342
5. Acta (1850/51), betr. die Beantwortung der Frage, ob der Landphysikus und Hofmedicus Dr. Aschendorf zu Gildehaus durch Anwendung des Chloroforms

bei einem Kinde des Verbrechens der fahrlässigen Tötung sich schuldig gemacht habe. Staatsarchiv Hannover 134, Nr. 2124

6. American Academy of Pediatrics, Committee on Drugs (1992) Guidelines for monitoring and management of pediatric patients during and after sedation for diagnostic and therapeutic procedures. Pediatrics 89: 1110–1115
7. Anästhesist (1965–1970) Jahrgang 14–19
8. Bartisch G (1583) Das ist Augendienst. Dresden
9. Brunschwig H (1497) Buch der Chirurgie. Augsburg
10. Buchborn E (1993) Der ärztliche Standard. Dtsch Ärztebl 90: B1446–1449
11. Clade H (1994) Rahmenempfehlungen bauen auf Partnerschaft. Dtsch Ärztebl 91: B2019–2020
12. Chelius MJ (1826) Handbuch der Chirurgie zum Gebrauche bei seinen Vorlesungen, 1 Band in 2 Teilen, 2. Aufl. Heidelberg/Leipzig
13. Dieffenbach JF (1847) Der Äther gegen den Schmerz. Hirschwald, Berlin
14. Emmert C (1850) Lehrbuch der Chirurgie, 1. Bd. Franckh, Stuttgart
15. Esmarch F von (1877) Handbuch der kriegschirurgischen Technik. Rümpler, Hannover
16. Exzerpta Medica Anesthesiology 1980, 85, 90
17. Gerßdorff H von (1517) Feldtbuch der Wundartzney
18. Gesetzsammlung für das Herzogtum Coburg. 29. Stück 11. 3. 1837: Verordnung die Anwendung des Schwefeläthers bei chirurgischen Operationen betr., S 535
19. Großherzoglich hessisches Regierungsblatt Nr. 17 Darmstadt 11. 4. 48. Bekanntmachung, die Anwendung des Chloroforms bei chirurgischen Operationen sowie überhaupt bei Krankheiten betr., S 99
20. Heyfelder O (1847) Die Versuche mit dem Schwefeläther in der chirurgischen Klinik zu Erlangen. Heider, Erlangen
21. Heyfelder O (1857) Die Resection des Oberkiefers. Reimer, Berlin
22. Kilmer Tw (1912) The administration of anesthetics to infants and children. Arch Pediatr 16: 512–526
23. Kundmann C (1737) Rariora Naturae ... oder Seltenheiten der Natur und Kunst. Breslau
24. Leigh D, Belton K (1960) Pediatric Anesthesia, 2nd edn. Mac Millan, New York
25. Lundy JS (1942) Clinical Anesthesia. Saunders, Philadelphia London
26. Richtlinie der Bundesärztekammer zur Qualitätssicherung ambulanter Operationen (1994). Dtsch Ärztebl 91: B1868–1870
27. Rudtorffer FX, Edler von (1805/08). Abhandlung über die einfachste und sicherste Operationsmethode eingesperrter Leisten- und Schenkelbrüche, 2 Bände. Degen, Wien
28. Sertürner FWA (1817) Über das Morphium, eine neue salzfähige Grundlage und die Mekonsäure, als Hauptbestandteil des Opiums. Annal Physik 55: 56
29. Smith RM (1963) Anaesthesia for infants and children, 2nd edn. Mosby, Saint Louis
30. Szymanowski Jv (1870) Handbuch der operativen Chirurgie, 1. Teil. Viehweg, Braunschweig
31. Waters RM (1938) Pain relief for children. Am J Surg 39: 470–475

Sedierung bei Kindern für Diagnostik und kleine therapeutische Eingriffe

K. E. v. MÜHLENDAHL

Kinderärzte in Kliniken sind häufig mit der Frage befaßt, ob sie für unangenehme oder schmerzhafte Situationen eine Sedierung vornehmen sollen und wie das zu bewerkstelligen ist. Vielfältig sind die Rezepturen für Anxiolyse und Sedierung, denn völlig zuverlässig und befriedigend ist keine der Methoden. Im folgenden werden Möglichkeiten aufgezeigt und besprochen, wie man verfahren kann.

Allgemeines über die Indikation zur medikamentösen Sedierung

Es ist keineswegs immer notwendig oder auch nur wünschenswert, für alle unangenehmen, schmerzhaften oder angstbesetzten Situationen im Krankenhaus zu sedieren, eine medikamentöse Anxiolyse zu betreiben oder Bewußtsein und/oder Erinnerung auszuschalten. Vielmehr mag es häufig viel sinnvoller sein, ein Kind (und seine Angehörigen) persönlich so vorzubereiten, daß es schwierige Situationen verstehen, erleben und im nachhinein auch bewältigen kann.

Sofern es lediglich um die *Ruhigstellung* für eine Diagnostik geht, wird man oft mit verhältnismäßig einfachen Mitteln eine medikamentöse Sedierung vermeiden können:

Sollen Kinder bei Untersuchungen schlafen, dann sind möglichst *Termine* zu Zeiten ihres *normalen Schlafes* zu vereinbaren. An einigen Untersuchungsstellen – etwa bei geplanten Kernspin- und Computertomographien – werden kleine Kinder überhaupt vorwiegend abends untersucht. Man wartet, bis die Patienten einschlafen, was man mit der Gabe von einer kleinen Dosis eines leichten Sedativums vielleicht noch etwas beschleunigen kann. Dieses Vorgehen erfordert von dem Radiologen einen nicht überall einforderbaren Arbeitsrhythmus. Dabei schlafen die

Kinder eher, wenn sie früh geweckt und vorab wachgehalten worden sind. Satte Kinder sind natürlich ruhiger.

Essen oder Trinken sind bei Hunger sehr gute Beruhigungsmittel. Hier gibt es allerdings dann ein Entscheidungsdilemma, wenn eine dringlich notwendige Untersuchung nicht verschoben werden kann und für den Fall eines vergeblichen Sedierungsversuches eine Narkose ins Auge gefaßt worden ist. Dieser Konflikt ist nicht lösbar.

Die *Untersuchungsräume* sollen kindgerecht, freundlich, *ruhig* und v. a. *warm* sein.

Die *Gegenwart der Mutter* oder einer anderen vertrauten betreuenden Person ist sehr wichtig.

Auch bei solchem vernünftigen, allerdings persönlichen Einsatz und Zeit erfordernden Bemühen werden Situationen und Patienten verbleiben, bei denen eine medikamentöse Sedierung notwendig wird.

Mögliche Indikationen für Sedierung und Narkose bei verschiedenen Eingriffen in einzelnen Altersgruppen sind Tabelle 1 zu entnehmen.

Definition der Begriffe „Sedierung" und „tiefe Sedierung"

Die American Academy of Pediatrics hat sich kürzlich mit der Sedierung von Kindern auseinandergesetzt und Richtlinien veröffentlicht [1]. Einer der Autoren hat dazu einen Leitartikel in Pediatrics geschrieben [5] mit einer zudem umfassenden Übersicht (mit 214 Literaturzitaten). Diese Literatur und weitere einschlägige Publikationen zu dem angesprochenen Themenkreis sind im Literaturverzeichnis zu finden.

Aus der Mitteilung der American Academy of Pediatrics [1] sind die in Tabelle 1 wiedergegebenen Einteilungen und Definitionen entnommen. Dabei ist zu berücksichtigen, daß es fließende Übergänge zwischen *Sedierung bei erhaltenem Bewußtsein, tiefer Sedierung und Narkose (Allgemeinanästhesie)* gibt. Insbesondere die Unterscheidung zwischen Sedierung bei erhaltenem Bewußtsein und tiefer Sedierung ist willkürlich, aus didaktischen Gründen aber erforderlich. Tiefe Sedierung und Narkose müssen in der Regel ausgebildeten Anästhesisten vorbehalten bleiben, wenngleich es dafür keine rechtlichen Vorschriften gibt. Durchführen dürfen diese Maßnahmen alle Ärzte, die dazu befähigt sind.

Tabelle 1. Definitionen von leichter Sedierung, tiefer Sedierung und Anästhesie nach der American Academy of Pediatrics [1]

Leichte Sedation („conscious sedation"):
Medikamentös induzierte Bewußtseinsstörung, bei der die protektiven Reflexe erhalten sind, der Patient volle Luftwegskontrolle hat und prompt durch physische und akustische Reize zu zielgerichtetem Handeln erweckbar ist.

Tiefe Sedation („deep sedation"):
Der Patient ist durch kontrollierte Medikation stark eingeschränkt in seiner Vigilanz bis zur Bewußtlosigkeit, aus der er nicht ohne weiteres erweckbar ist. Sie geht einher mit teilweisem oder komplettem Verlust der protektiven Reflexe sowie der Atemwegskontrolle, und der Patient ist nicht in der Lage, zielgerichtet auf physische oder verbale Aufforderungen zu reagieren.

Anästhesie („general anaesthesia"):
Bewußtlosigkeit mit Verlust der protektiven Reflexe einschließlich der Atemwegskontrolle und die Unfähigkeit, zielgerichtet auf physische Stimulation oder verbale Aufforderungen zu reagieren.

Befragung von Kinderkliniken über Sedierung zur Diagnostik und für kleine Eingriffe

Wir haben zunächst im Kinderhospital Osnabrück (KHO) unser eigenes Vorgehen und unsere Einschätzung von der Effektivität bei folgenden Situationen definiert und schriftlich festgelegt:
- Kernspin- und Computertomographie,
- EEG,
- Miktionszysturographie, Rektoskopie, Kolonkontrasteinlauf,
- Lumbalpunktion,
- Knochenmarkpunktion,
- Versorgung von Verbrühungs- und Verbrennungswunden,
- Ganzkörperplethysmographie bei Säuglingen.

Diese internen Richtlinien habe ich mit der Bitte um Kritik, Ergänzung und Kommentierung an Leitende Ärzte von Kinderkliniken geschickt, die vorwiegend große Versorgungskrankenhäuser sind, nach meiner Einschätzung mit umfangreicher und kritischer klinischer Erfahrung. Von allen Befragten habe ich prompt und detailliert Auskunft erhalten.
Berlin, Kinderkrankenhaus Wedding (B);
Braunschweig, Kinderabteilung, Städtisches Klinikum (BS);
Celle, Kinderklinik, Allgemeines Krankenhaus (CE);

Datteln, Vestische Kinderklinik (DAT);
Hamburg, Altonaer Kinderkrankenhaus (HH);
Hannover, Kinderklinik auf der Bult (H);
Osnabrück, Kinderabteilung im Marienhospital (MHO);
Wittenberg, Kinderabteilung Paul Gerhard Stiftung (WIT).

Medikamentöse Sedierung
bei verschiedenen Situationen

Wie im Kinderhospital Osnabrück (KHO), so werden auch an fast allen befragten Kliniken *Miktionszysturographie, Rektoskopie und Kolonkontrasteinlauf ohne Prämedikation oder Sedierung* durchgeführt.

Kernspin- und Computertomographie

Im KHO verwenden wir *Promazin,* 2 mg/kg i. v., vor der Abfahrt, d. h. 30-60 min vor der Untersuchung. Das Kind wird immer von einer examinierten Kinderkrankenschwester begleitet, in schwierigen Fällen eher von einem Arzt der Station. Falls erforderlich, können vor Ort noch einmal 5 mg (bis 15 kg KG) oder 10 mg (bei schwereren Kindern) *Diazepam rektal* gegeben werden. Mehr als 80 % der Kinder sind damit so sediert, daß die Untersuchung ohne Probleme durchgeführt werden kann. In gleicher Weise geht die Kinderklinik in Datteln vor und erreicht eine ausreichende Sedierung in 80-90 % der Untersuchungen. Für diese Untersuchungen gibt es aus den einzelnen Kliniken sehr unterschiedliche Antworten:

Chloralhydrat per Magensonde, 60 mg/kg KG, 30 min vor der Abfahrt, Begleitung durch einen erfahrenen Assistenten; falls nötig vor Ort noch einmal 1/2–1 Rectiole *Chloralhydrat* rektal; falls dann noch nötig: *Diazepam,* 0,2–0,4 mg/kg KG i. v., oder *Midazolam,* 0,1–0,2 mg/kg KG i. v. (B);

Chloralhydrat, für Säuglinge 1 Rectiole (600 mg), für ältere Kinder 1–2 Rectiolen, 30–50 mg/kg KG; seltener *Diazepam rectiole,* 5 mg bei weniger als 15 kg KG; 10 mg bei schwereren Kindern (CE);

Chloralhydrat 600 mg für 1- bis 6jährige Kinder, 2000 mg für über 6jährige rektal; dazu evtl. *Promethazin* 1 mg/kg KG, maximal 25 mg (H);

Phenobarbital (50–100 mg rektal) und 1 mg *Promethazin*/kg KG oral (Tropfen) und *Prothiphendyl,* 2,5 mg/kg KG, oral (als Tropfen) (BS);

Prothipendyl oral als Tropfen 2,5 mg/kg KG (Säuglinge und Kleinkinder nicht über 37,5 mg, ältere Kinder nicht über 75 mg), 30 min vor der Untersuchung, evtl. zusätzlich *Chloralhydrat,* 0,3 mg/kg KG; alternativ *Midazolam,* 0,5 mg/kg KG (bis maximal 0,75 mg/kg KG) rektal oder oral (HH);

Diazepam rektal 5 mg bei weniger als 15 kg, 10 mg bei mehr als 15 kg schweren Kindern (WIT).

EEG

Durchweg werden EEG-Ableitungen grundsätzlich ohne Sedierung vorgenommen, wobei Erfahrung, Phantasie und Einfühlsamkeit der Assistentinnen eine wesentliche Rolle spielen. Es bleiben aber Patienten, die einer Sedierung für das EEG bedürfen. Dafür nehmen wir am KHO *Promazin* 2 mg/kg KG i. m., das die Auswertbarkeit der aufgezeichneten Kurven nicht beeinträchtigt. Eine ausreichende Sedierung stellt sich bei über 90 % nach 30 min. ein. Ähnlich wird andernorts verfahren: in DA, WIT, MHO; in CE mit einer Dosierung von 2–3 mg/kg KG.

Andernorts wird *Doxylamin* 6,25–12 mg oral als Saft gegeben (BS), oder 3,1–6,25 mg für Säuglinge und 6,25–12,5 mg für Kleinkinder – „allerdings nicht immer mit überzeugendem Erfolg" (B), oder schließlich in einer Dosierung von 6,25 mg für Säuglinge, 12,5 mg für 1- bis 2jährige Kinder, 18,75 mg für 3jährige (und bei über 3jährigen Kindern, dann *Chlorprothixen* 1,5 mg/kg KG, maximal 100 mg) (H). Auch gibt man *Prothipendyl* oral in der gleichen Dosierung wie für das NMR und CT (s. oben) (HH).

Lumbalpunktion

In aller Regel werden einmalige, akute Lumbalpunktionen *ohne* Prämedikation vorgenommen. Dem ausführenden Arzt überlassen, zumeist nicht festgelegt, ist die Frage, ob eine Lokalanästhesie, etwa mit *Mepivacain,* vorgenommen wird. Mancherorts wird *Emla-Salbe* zur Lokalanästhesie regelmäßig (B, BS, MHO) oder gelegentlich eingesetzt (H, HH, bei onkologischen Patienten in CE). Nur von einer Klinik (MHO) wird eine Sedierung, und zwar mit *Midazolam,* verwendet.

Knochenmarkpunktion

Im Kinderhospital Osnabrück bleiben Kinder mit einer einmaligen KMP (also nicht onkologische Patienten) vielfach ohne Sedierung. Die gute Aufklärung vorab und eine sorgfältige Lokalanästhesie mit *Emla* und dann mit dem lokal reiz- und schmerzfrei verträglichen *Mepivacain* ist jedoch ganz wichtig. Ist einmal eine Prämedikation erforderlich, dann wird z. T. *Pethidin*, 1 mg/kg KG, oral, gegeben, das ja sowohl als Sedativum wie auch als Analgetikum wirkt. Alternativ wird *Diazepam* genommen. Ähnlich verfahren andere Kliniken (BS, H, WIT). *Emla-Salbe* wird ebenfalls mancherorts verwendet (B, HH, MHO), und eine Prämedikation mit *Midazolam* wird in 3 Kliniken vorgenommen (B, DAT, MHO). Die Kombination von *Pethidin* (1 mg/kg KG) *plus Midazolam* (0,1 mg/kg KG i. v.) wird an einer Klinik verwendet (CE) und von einer anderen („selten") die Kombination von *Pethidin* (1 mg/kg KG) plus *Promazin* (2 mg/kg KG) (HH).

Verbrennungen und Verbrühungen

Auch bei der Versorgung und beim täglichen Verbandswechsel bei Verbrennungen und Verbrühungen ist neben der Sedierung v. a. Analgesie wichtig. Deshalb geben wir *Pethidin*, 1 mg/kg KG, als Prämedikation. Genauso verfahren andere Kliniken (BS, DAT, WIT); auch eine etwas höhere Dosis (1–2 mg/kg KG) wird verwendet (HH); dort werden auch alternativ *Dipidolor*, 0,2 mg/kg KG, evtl. zusätzlich *Midazolam*, 0,1 mg/Kg i. v., gegeben (HH). Auch *Pentazocin*, 0,5–1 mg/kg KG, i. v. (B), die Kombination von *Tramadol* (1 mg/kg KG, oral) *plus Midazolam* (0,1 mg/kg KG i. v.) (CE) und *Midazolam* oder *Chloralhydrat* (MHO) werden eingesetzt. Diese Angaben gelten nicht für die Erstversorgung, bei der eine stärkere Medikation – beispielsweise mit *Ketamin* – erforderlich ist.

Ganzkörperplethysmographie im Säuglingsalter

Diese Untersuchung wird nur im KHO vorgenommen. *Chloralhydrat* (60- maximal 80 mg/kg KG über die Magensonde) bewirken nach 20–150 min einen so tiefen Schlaf, daß das Wegnehmen des Schnullers und

Tabelle 2. Indikationen für Sedierung oder Narkose bei kleinen diagnostischen und therapeutischen Eingriffen im Kindesalter.

Übersicht für Säuglinge bis etwa 6–9 Monate

	Narkose	Medika-mente	Sedierung	Anxiolyse	Analgesie
EEG	nie	selten	+		
CT, NMR	mitunter	meistens	+		
Gastroskopie	stets				
Koloskopie	stets				
Rektoskopie	nie	nie			
Kolon-KE	nie	nie			
MCU	nie	nie			
LP	nie	nie			
KnM	nie	selten			+
Verbrühung	mitunter	stets	(+)	(+)	+

Übersicht für die Altersgruppe von 6 Monaten bis 6 Jahren

	Narkose	Medika-mente	Sedierung	Anxiolyse	Analgesie
EEG	nie	selten	+	+	
CT, NMR	mitunter	oft	+	+	
Gastroskopie	stets				
Koloskopie	stets				
Rektoskopie	nie	nie			
Kolon-KE	nie	selten			
MCU	nie	nie			
LP	nie[a]	nie[a]			(+)
KnM	nie[a]	selten[a]	+	+	+
Verbrühung	selten	immer	+	+	+

Übersicht für Schulkinder und Jugendliche

	Narkose	Medika-mente	Sedierung	Anxiolyse	Analgesie
EEG	nie	nie			
CT, NMR	nie	nie			
Gastroskopie	meistens	mitunter	+	+	
Koloskopie	immer				
Rektoskopie	nie	nie			
Kolon-KE	nie	nie			
MCU	nie	nie			
LP	nie	selten			(+)
KnM	nie[a]	mitunter	+	+	+
Verbrühung[b]	selten	meistens	(+)	(+)	+

[a] Bei häufigeren Eingriffen, also etwa bei onkologischen Patienten nötig
[b] Gilt nicht für die Erstversorgung

dann auch die Atemmaske toleriert werden. *Chloralhydrat* beeinflußt nicht die Atmung, ist für diese Untersuchung also besonders gut geeignet. Bei Erbrechen kann es zu einem reflektorischen Atemstillstand kommen, so daß ein in der Intensivmedizin erfahrener Arzt sofort zur Stelle sein muß. Diese Anforderung schränkt die sonst sicherlich auch für andere Indikationen sehr wirksame Gabe von *Chloralhydrat* über die Magensonde sehr ein.

Zusammenfassung der Empfehlungen

Bei Kindern können für diagnostische Maßnahmen und kleine Eingriffe eine medikamentöse Sedierung und/oder eine Analgesie erforderlich oder wünschenswert werden. Ob das tatsächlich der Fall ist, sollte in jedem Einzelfall überdacht werden. Art des Eingriffes, Alter des Kindes, aber auch individuelle Faktoren sind dabei von Bedeutung.

Für *Kernspin- und Computertomographie* sind *Promazin,* evtl. in Kombination mit *Diazepam,* gut wirksam.

Für die *Elektroenzephalographie* ist *Promazin* ein gutes Mittel.

Für *Lumbalpunktionen* können eine Lokalanästhesie mit *Emla-Salbe* und/oder *Mepivacain* genommen werden.

Eine *Knochenmarkpunktion* erfordert immer eine sorgfältige Lokalanästhesie (*Emla, Mepivacain*). Dazu wird oft eine Sedierung oder Analgosedierung sinnvoll sein, wofür *Midazolam* und/oder *Pethidin* verwendet werden können.

Verbandswechsel und Reinigung von Verbrennungswunden können nach Prämedikation mit *Pethidin,* ggf. zusätzlich mit *Midazolam,* erfolgen. Bei der Erstversorgung und bei Verbandswechseln bei ausgedehnten Verbrennungen und Verbrühungen handelt es sich – zumindest in den ersten Tagen – nicht um „kleine therapeutische Eingriffe", und hier ist eine weitergehende medikamentöse Unterstützung, beispielsweise mit *Ketamin,* erforderlich) .

Literatur

1. American Academy of Pediatrics, Committee on Drugs (1992) Guidelines for monitoring and management of pediatric patients during and after sedation for diagnostic and therapeutic procedures. Pediatrics 89: 1110–1115
2. American Academy of Pediatrics, Committee on Drugs (1993) Use of chloral hydrate for sedation in children. Pediatrics 92: 472–473
3. Anand KJ, Sippell WG, Aynsley-Green A (1987) Randomised trial of fentanyl anaesthesia in preterm babies undergoing surgery: effects on the stress response. Lancet I: 243–247
4. Biban P, Baraldi E, Pettenazzo A, Filippone M, Zacchello F (1993) Adverse effect of chloral hydrate in two young children with obstructive sleep apnea. Pediatrics 92: 461–463
5. Cote CJ (1994) Sedation protocols – why so many variations? Pediatrics 94: 281–283
6. Cote CJ (1994) Sedation for the pediatric patient. Ped Clin North Am 41: 31–58
7. Editorial (1987) Pain, anaesthesia, and babies. Lancet II: 543–545
8. Ryan CA, Finer NN (1994) Changing attitudes and practices regarding local analgesia for newborn circumcision. Pediatrics 94: 230–233
9. Steinberg AD (1993) Should chloral hydrate be banned? Pediatrics 92: 442–446
10. Sandler ES, Weyman C, Conner K, Reilly K, Dickson N, McGorray S (1992) Midazolam versus fentanyl as premedication for painful procedures in children with cancer. Pediatrics 89: 631–634
11. Sievers TD, Yee JD, Foley RN, Blanding PJ, Berde CB (1991) Midazolam for conscious sedation during pediatric oncology procedures: safety and recovery parameters. Pediatrics 88: 1172–1179
12. Walco GA, Cassidy RC, Schechter NL (1994) Pain, hurt, and harm. The ethics of pain control in infants and children. New Engl J Med 331: 541–544

Diskussion
zum Beitrag v. Mühlendahl

Frage

Halten Sie eine abendliche CT-Untersuchung wirklich für vorteilhaft, und wo lassen Sie sie durchführen?

Antwort

Wie wichtig uns Pädiatern das ist, zeigt, daß wir in den vergangenen Jahren eine ganze Reihe von Kindern den weiten Weg in das immerhin 130 km entfernte Hannover geschickt und die Eltern dies auch gern mitgemacht haben. Ich denke, daß wir jetzt auch in Osnabrück abendliche Untersuchungstermine für Kinder bekommen werden.

Frage

Ist denn für den Radiologen in einer stark frequentierten Praxis eine vielleicht anhaltende Unruhephase mit unzureichenden Untersuchungsbedingungen zumutbar?

Antwort

Sicher nicht immer: Es gibt Zeiten, in denen ein Kernspintomograph mit vielen Untersuchungen so ausgelastet ist, daß es dem Radiologen nicht zuzumuten ist, 1 oder 2 Stunden für eine Säuglingsuntersuchung zu verwenden. Dann muß man auch Kompromisse machen, die u. U. zum Nachteil des Kindes sind. Für manche Kinder wird man einen Anästhesisten hinzuziehen und eine Narkose machen müssen, damit die nächsten, die draußen vor der Tür warten, untersucht werden können, oder die Schwester, die das Kind begleitet, irgendwann auch wieder auf die Station kommt.

Frage

Wir müssen uns wohl klar entscheiden: Wollen wir eine Analgesie, dann brauchen wir ein Lokalanästhetikum oder systemische Analgetika, oder wollen wir sedieren mit der Option, dafür die Untersuchungsumgebung zu ändern und kinderfreundlicher zu gestalten oder zusätzlich die Indikation für ein Sedativum zu stellen. Der Hauptfehler, der mir immer in der Nase sticht, ist der, daß Leute mit Sedativa Schmerzbehandlung machen wollen. Wie stehen Sie dazu?

Antwort
Natürlich kann ich mit Sedativa keine Analgesie betreiben. Zur Frage der Anxiolyse kann ich Ihnen keine pauschale Antwort geben, da das sehr stark von dem Kind abhängt, mit dem ich es zu tun habe, sowie von den Eltern und ihrer Art, mit dem Kind umzugehen. Ich bin nicht dafür, allen Kindern, z. B. in der Altersgruppe von 6–10 Jahren, mit denen ich vernünftig sprechen und denen ich auch erklären kann, warum ich dieses oder jenes mache, etwa mit Midazolam einen Zeitraum herauszuschneiden aus dem, was sie im Krankenhaus erleben und womit sie sich auseinandersetzen müssen. Ich halte auch eine Lumbalpunktion für einen zumutbaren Eingriff, wenn es sich nicht gerade um ein Kind handelt, das beim Anblick des Untersuchungsraumes in einen panischen Schrecken gerät und nicht zu beruhigen ist.

Analgesie am Beispiel der Knochenmarkpunktion: Mit Emla-Creme und Mepivacain habe ich 2 Mittel in der Hand, die eine Knochenmarkpunktion weitgehend schmerzfrei machen können. Zum Zeitpunkt der Aspiration gibt es allerdings einen Schmerz der nicht unterdrückbar ist; aber man kann einem Kind vorher sagen, daß es einen Moment weh tun wird und dann auch wieder aufhört.

Frage
Welche Bedenken haben Sie gegen eine routinemäßige Sedierung mit z. B. Midazolam oder einem Barbiturat?

Antwort
Als das Midazolam in Gebrauch kam und die Lübecker publiziert hatten, wie schön es mit der retrograden Amnesie geht, haben wir das in Osnabrück auch ausprobiert. Die Kinder waren z. T. mit paradoxen Reaktionen nicht gut zu führen gewesen, andere hingegen haben von der Midazolamgabe profitiert. Man kann mit den Kindern während des Eingriffes sprechen. Was behalten aber diese Kinder in Erinnerung? Was buchen Sie ab, ohne die Möglichkeit zu haben, sich damit auseinanderzusetzen, was geht als Alptraum ein, den sie nicht verbalisieren können?

Frage

Nehmen wir einmal die onkologischen Kinder heraus. Wie sieht es denn in der pädiatrischen Praxis aus, wo wiederholte Venenpunktionen nötig sind, die für manche Kleinkinder ausgesprochen angstbesetzt sind?

Antwort

Stärker schmerzhafte Eingriffe brauchen eine suffiziente Analgesie. Die Kinder gucken dann bei der Punktion ohne Schmerzen zu, wenn sie wissen, daß es nicht weh tun wird. Die Eltern sind meist gern bereit, einige Zeit auf die Emla-Wirkung und eine dann folgende schmerzfreie Punktion zu warten. So kann man auch für Venenpunktionen Emla-Creme nehmen.

Frage

Unsere Zahnerhalter verdammen nach einer Anfangseuphorie inzwischen das Midazolam. Dies resultiert aus der Entwicklung einer teilweise massiven Anspruchshaltung der Eltern. Sie geben das Kind zu einer längeren Behandlung beim Zahnarzt ab und sagen „Ich gehe mal inzwischen in die Cafeteria und nach einer Stunde komme ich wieder, dann ist ja alles ausgestanden." Teilweise weigern sie sich inzwischen, dem Kind während einer solchen Sitzung beizustehen, und es kommt dann manchmal sogar so weit, daß Eltern sagen: „Ja also, mit der Zahnpflege, das ist ja alles gar nicht mehr so wichtig, das geht ja ganz einfach: Man gibt das Kind ab, und dann wird es behandelt, und die Sache ist erledigt." Ist das nicht etwas über das Ziel hinausgeschossen?

Antwort

Ich glaube, wir sind uns da einig, daß wir bei Kindern so wenig Medikamente wie möglich verwenden sollten und nicht daß bei allen kleinen Eingriffen das ganze pharmakologische Wunderwerk eingesetzt werden sollte.

Frage

Wie ist es mit der Erstbehandlung der Verbrühung? Machen Sie das auch mit Dolantin in der von Ihnen angegebenen Dosierung von 1 mg/kg KG?

Antwort

Eine ausgedehntere Verbrennungserstbehandlung muß in Narkose gemacht werden. Die täglichen Verbandswechsel hinterher richten sich in ihrer Führung danach, wie alt das Kind ist, wie ausgedehnt die Verletzung ist und was mit den Wunden gemacht wird. Mitunter sind weitere Narkosen notwendig.

Frage
Was geben Sie in der Praxis als Analgetikum, wenn Sie eine zuverlässige Analgesie wollen?

Antwort
In der Grundversorgung von Verbrennungen geben wir immer Opiate in einer ausreichend hohen Dosierung. Wir haben relativ wenig Angst vor Opiaten bei Kindern. Eine Suchterzeugung ist nicht bekannt, und die Opiate haben relativ wenig unerwünschte Wirkungen.

Pharmaka zur Sedierung/Narkose – klinisch-pharmakologische Aspekte

U. Klotz

Für alle Kinder stellt jeder diagnostische oder operative Eingriff ein unangenehmes, häufig traumatisierendes Ereignis dar, auf das es physisch und psychisch vorbereitet werden muß. Zu einer altersgerechten Vorbereitung gehört auch der adäquate Einsatz bestimmter Pharmaka, welche die kleinen Patienten vor dem „Streß"-Ereignis abschirmen (Prämedikation) und/oder den operativen Eingriff erleichtern sollen (Induktion einer Narkose). Benötigt werden dazu Substanzen, die angst- und spannungslösend (anxiolytisch), sedierend und hypnotisch-narkotisch wirken (Coté 1994). Diese therapeutischen Ziele sind häufig von den verwendeten Dosen und ihren Applikationswegen abhängig. Günstig sind Substanzen, deren Dosis-Plasmakonzentration-Wirkungs-Beziehungen nicht zu steil verlaufen und einen Sicherheitsabstand zu den unerwünschten Arzneimittelwirkungen (UAW) aufweisen (große therapeutische Breite). Dabei ist zu berücksichtigen, daß diese Beziehungen eine weite interindividuelle Variabilität aufweisen, d. h. daß es nicht eine Standarddosis und eine wirksame Zielkonzentration gibt, sondern nur „therapeutische" Bereiche, denen man sich durch Dosistitration und Monitoring der Wirkung nähern sollte (Swerdlow u. Holley 1987).

Wesentliche Gründe für die interindividuelle Variabilität von Arzneimittelwirkungen stellen physiologische und Umgebungsfaktoren (s. Übersicht) sowie die von Patient zu Patient schwankende Pharmakokinetik (Resorption/Bioverfügbarkeit, Verteilung, Elimination) dar, und gerade bei Kindern weisen diese im Laufe der Entwicklung (Lebensalter) große Veränderungen auf (Pfeifer 1992). Aus diesen Gründen sollen in den folgenden Abschnitten die wichtigsten pharmakokinetischen Eigenschaften der bei Kindern zur Anxiolyse, Sedierung und Narkose hauptsächlich eingesetzten Pharmaka beschrieben werden.

Ursachen für die intra- und interindividuelle Variabilität der sedativ-hypnotischen Arzneimittelwirkungen

- Pharmakologische Faktoren:
  Dosis $\overset{PK}{\to}$ Wirkkonzentrationen $\overset{PD}{\to}$ ZNS-Sensivitität
- Physiologische Faktoren, z. B.: Alter (Gewicht) und Reifegrad (bei Neugeborenen)
- Körpertemperatur
- Nahrungsaufnahme (Zeitpunkt, Zusammensetzung)
- Wachheitsgrad/Vigilanz (Abstand zur Schlafzeit)
- O_2-Sättigung
- Umgebungsfaktoren, z. B.: Ruhe, Lichtverhältnisse, Elternnähe

Klinische Pharmakologie der bei Kindern zur Sedierung/Narkose eingesetzten Pharmaka

Barbiturate

Von dieser altbekannten Substanzgruppe werden heute noch die relativ kurzwirksamen Substanzen Thiopental und Methohexital eingesetzt. Für eine Sedierung werden beide Substanzen hauptsächlich rektal verabreicht, während zur Induktion und für Kurznarkosen die Pharmaka i. v. injiziert werden. Die ZNS-dämpfenden Wirkungen der Barbiturate werden, ähnlich wie die der Benzodiazepine (BZD), durch den sog. GABA$_A$-BZD-Chloridkanal-Rezeptorkomplex vermittelt (Übersicht bei Klotz 1989).

Das etwas länger wirksame *Thiopental* wird nach rektaler Applikation vollständig, aber langsam resorbiert, so daß durch die langsame Anflutung lediglich eine Sedation erreicht wird. Durch oxidative Verstoffwechslung in der Leber entstehen z. T. noch aktive Metaboliten (z. B. Pentobarbital), und die relativ lange Eliminationshalbwertszeit ($t_{1/2}$) von etwa 6 h ist neben Rückverteilungsphänomenen für die Wirkdauer mitverantwortlich (Duvaldestin 1981). In einer neueren Arbeit wurde Thiopental (2–4 mg/h/kg KG) für 32–192 h bei 7 Kindern (unkontrollierbare Krämpfe oder hypoxische Enzephalopathie) und bei 7 Neugeborenen (neonatale Asphyxie) infundiert. Unter diesen klinischen Bedingungen wurde bei den Kindern (3–8 Monate alt) Thiopental mit einer $t_{1/2}$ von 13,8±4,8 h und einer systemischen Clearance (CL) von 0,30±0,12 l/h/kg KG eliminiert. Bei den reifen Neugeborenen betrug die $t_{1/2}$ 20,9±9,5 h und die CL 0,32±0,09 l/h/kg KG (Demarquez et al. 1987). Diese pharmakokinetischen Daten sollten bei längerer Anwendung (Gefahr der Kumulation!) von Thiopental berücksichtigt werden.

Aufgrund der kürzeren Wirkdauer (raschere Elimination, keine aktiven Metabolite) stellt *Methohexital* zu Recht das populärere Barbiturat dar. In rektaler Form (rasche Resorption) eignet es sich zur Sedierung und Narkoseeinleitung (Kraus u. Taeger 1982).

Nach i. v. Injektion (2 mg/kg KG) wurden bei 4 Kindern (4–6 Jahre alt) $t_{1/2}$- und CL-Werte zwischen 32 und 46 min bzw. zwischen 15 und 29 ml/min/kg KG berechnet (Kraus et al. 1984). In Abb. 1 ist der mittlere zeitliche Konzentrationsverlauf aus dieser Studie im Vergleich zu einer rektalen Gabe (variable absolute Bioverfügbarkeit F = 8–32 %) und zur i. m.-Injektion (F = 100 %) wiedergegeben.

Chloralhydrat

Dieses altbekannte Hypnotikum wird häufig mit gutem Erfolg zur Sedierung (z. B. vor diagnostischen Eingriffen) von Kindern eingesetzt (Kauffmann et al. 1993). Bei wiederholter Gabe sollte bedacht werden, daß die eigentliche Wirksubstanz Trichloräthanol (TCÄ) nur langsam

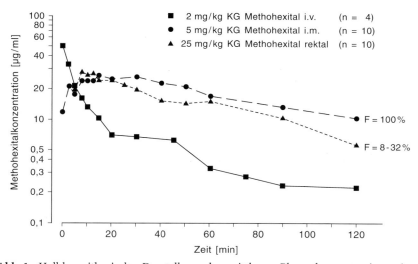

Abb. 1. Halblogarithmische Darstellung des mittleren Plasmakonzentrationszeitverlaufes nach einer einmaligen Gabe von Methohexital bei Kindern (2–7 Jahre). (Nach Kraus et al. 1984)

($t_{1/2} = 10-40$ h) durch die Aldehyddehydrogenase (ALDH) metabolisiert wird (s. Abb. 2). Bei 2 Gruppen von Patienten (Frühgeborene, Neugeborene, Säuglinge) wurde nach einmaliger oraler Gabe die $t_{1/2}$ von Chloralhydrat (CH) und seinem aktiven Metabolit bestimmt (s. Tabelle 1). Man erkennt deutlich, daß mit zunehmendem Reifegrad der Patienten die Eliminationsgeschwindigkeit von TCÄ zunimmt und dadurch die über die Zeit integrierten Wirkstoffkonzentrationen (AUC) abnehmen (Mayers et al. 1991).

Abb. 2. Stoffwechselschema von Chloralhydrat

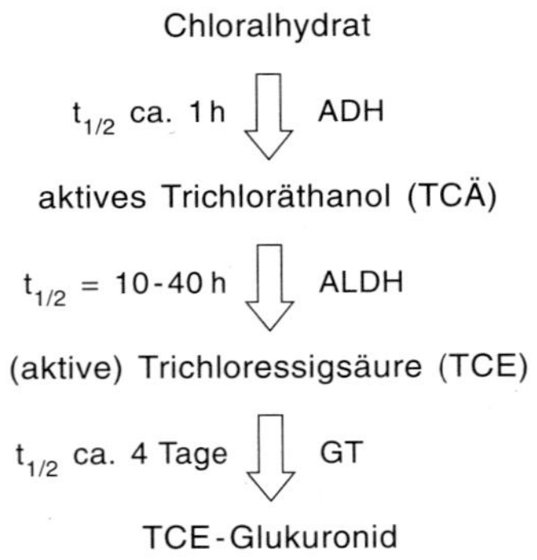

Chloralhydrat

$t_{1/2}$ ca. 1 h ⇓ ADH

aktives Trichloräthanol (TCÄ)

$t_{1/2} = 10-40$ h ⇓ ALDH

(aktive) Trichloressigsäure (TCE)

$t_{1/2}$ ca. 4 Tage ⇓ GT

TCE-Glukuronid

Tabelle 1. Pharmakokinetik von Chloralhydrat (CH) und seinem aktivem Metaboliten Trichloräthanol (TCÄ) bei 22 Patienten nach einmaliger oraler Gabe von 50 mg/kg. (Nach Mayers et al. 1991)

Mittelwert ± SD	Frühgeborene (31.–37. Woche)	Neugeborene (38.–42. Woche)	Säuglinge (57–708 Wochen)
$t_{1/2}$ [h]			
CH	1,0 ± 1,0	3,0 ± 5,8	9,7 ± 7,7
TCÄ	40 ± 14	28 ± 21	9,7 ± 1,7
AUC [mg/ml/h]			
TCÄ	2,24 ± 0,85	1,50 ± 1,18	0,37 ± 0,17

Ketamin

Die Enantiomeren des razemischen Ketamins sind in unterschiedlichem Ausmaß analgetisch und narkotisch wirksam (S(+)-Ketamin ist 4mal stärker analgetisch und schwächer halluzinogen wirksam als R(–)-Ketamin). Das „Substanzgemisch" zeigt einen raschen Wirkungseintritt und eine kurze Wirkdauer (Green u. Johnson 1990). Spärliche pharmakokinetische Parameter liegen bisher nur für das Razemat vor. Der oxidative Abbau (z. B. N-Demethylierung zum noch aktiven (30 %) Norketamin) verläuft relativ schnell mit einer $t_{1/2}$ zwischen 50 und 100 min und einer CL von etwa 17 ml/min/kg KG (Cook et al. 1982; Grant et al. 1983).

Propofol

Das relativ neue Hypnotikum/Narkotikum Propofol (Kanto 1988) weist in Abhängigkeit zu seinen Plasmaspiegeln noch antiemetische/antipruritische/anxiolytische (0,1–0,5 μg/ml), sedative (0,5–1 μg/ml) und antikonvulsive (0,1–3 μg/ml) Wirkqualitäten auf (Borgeat et al. 1994). Seine pharmakokinetischen Eigenschaften sind umfassend beschrieben, z. B. bei 20 Kindern (ASA 1 und 2; 4–12 Jahre) unter einer Infusion mit 12 mg/h/kg KG (Vandermeersch et al. 1989), bei 12 gesunden Kindern (4–12 Jahre) nach einem i. v.-Bolus von 2,5 mg/kg KG oder bei 53 nicht vorbehandelten Kindern (3–11 Jahre) nach einer Initialdosis von 3 bzw. 3,5 mg/kg KG mit der NONMEM-Populationsmethode (Kataria et al. 1994). Alle 3 Studien zeigen gleichartige Ergebnisse (s. Abb. 3): Die initiale $t_{1/2}$ der 1. Verteilungsphase liegt bei 2–3 min, daran schließt sich eine langsamere Verteilungsphase an ($t_{1/2}$ ca. 24–27 min), gefolgt von der terminalen Eliminationsphase ($t_{1/2}$ 3,5–5,5 h); die mittleren CL-Werte schwanken zwischen 34 und 40 ml/min/kg KG.

Benzodiazepine

Auch in der Pädiatrie werden Pharmaka aus dieser Substanzgruppe sehr häufig eingesetzt. Obwohl es zahlreiche klinische Studien gibt, bei denen zur anxiolytischen Sedierung mit Erfolg die Standardsubstanz Diazepam eingesetzt wurde (z. B. Tolia et al. 1990), so wird sowohl von den Patienten als auch von den Ärzten das neue *Midazolam* meist bevorzugt (bessere Venenverträglichkeit, etwas schnellerer Wirkeintritt, raschere Eli-

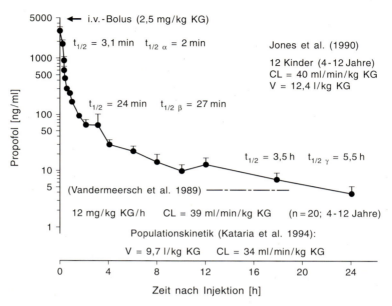

Abb. 3. Halblogarithmische Darstellung des mittleren Plasmakonzentrationszeit-verlaufes von Propofol bei Kindern nach einem i. v.-Bolus (●–●) und schematisch unter Infusion von 12 mg/kg KG h (— · —— · — -) sowie die daraus berechneten pharmakokinetischen Parameter; zum Vergleich sind unten auch populationskineti-sche Daten angegeben. (Nach Jones et al. 1990)

mination, höhere Amnesierate). Dieses am kürzesten wirksame BZD ist in zahlreichen pharmakokinetischen und klinischen Studien bestens un-tersucht und dokumentiert. Midazolam kann rektal (F = 5–18 %; Saint-Maurice et al. 1986; Kraus et al. 1989; Malinovski 1993; Payne et al. 1989), intranasal (F = 55 %; Rey et al. 1991; Malinovsky et al. 1993), intramusku-lär (F = 87 %, Payne et al. 1989) und oral (F = 15–27 %; Payne et al. 1989) verabreicht werden. Nach i. v.-Gabe erfolgt ein biexponentieller Kon-zentrationsabfall mit einer initialen Verteilungsphase ($t_{1/2}$: 5–30 min) und einer terminalen $t_{1/2}$ zwischen 1,2 und 3 h (s. Abb. 4). Die systemi-sche CL variiert bei gesunden Kindern im Mittel zwischen 8 und 13 ml/min/kg KG (Salonen et al. 1987; Mathews et al. 1988; Payne et al. 1989; Rey et al. 1991). Bei kritisch kranken Neugeborenen verläuft – wie zu erwarten – die Elimination wesentlich langsamer: Hier wird bei einer großen inter-individuellen Variabilität über $t_{1/2}$-Werte zwischen 6 und 10 h und CL-Werte im Mittel um 2 ml/min/kg KG berichtet, wobei das

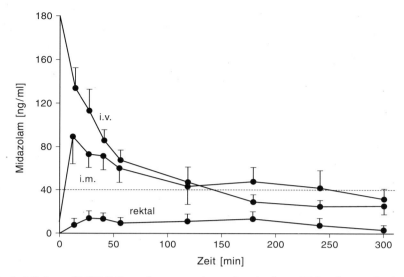

Abb. 4. Mittlerer (± SEM) Serumkonzentrationszeitverlauf von Midazolam nach einer einmaligen Gabe (0,15 mg/kg KG); die punktierte Linie symbolisiert die minimale hypnotisch wirksame Konzentration. (Daten von Payne et al. 1989)

Geburtsgewicht und insbesondere die Schwangerschaftsdauer determinierende Faktoren sind (Jacqz-Aigrain et al. 1990, 1992; Burtin et al. 1994).

Zusammenfassende Schlußfolgerungen

Bei der Auswahl der zur Verfügung stehenden Pharmaka und bei der Empfehlung von Dosierungsschemata sollten auch die pharmakokinetischen Eigenschaften der Substanzen (z. B. F-, $t_{1/2}$- und CL-Werte) in Betracht gezogen werden, da diese einen Einfluß auf Wirkungseintritt und -dauer sowie Wirkungsintensität haben. Dabei muß auch berücksichtigt werden, daß durch gleichzeitige Gabe mehrerer Arzneimittel, insbesondere ZNS-aktiver Pharmaka, sich die klinischen Wirkungen durch pharmakokinetische und/oder pharmakodynamische Interaktionen verändern können, was jedoch bisher nur bei Erwachsenen gut untersucht ist, grundsätzlich aber in gleicher Weise auch für Kinder gilt. Beispielhaft soll nur erwähnt werden, daß bei kombinierter Gabe von Midazolam

Abb. 5. Besonderheiten
von Arzneimittelwir-
kungen bei Kindern
bzw. Neugeborenen
und Säuglingen

 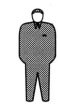

pharmakokinetische / -dynamische Besonderheiten
zahlreiche endogene (z.B. Reifegrad / Alter, Leber- /
Nierenfunktion) und exogene Faktoren (z.B. Komedikation,
Umgebung) für individuelle AM-Wirkungen verantwortlich

und Propofol die jeweils effektiven Dosen um 37 % bzw. 52 %, bei Midazolam und Alfentanil um 46 % und bei Propofol und Alfentanil um 73 %
bzw. 20 % niedriger liegen (Short et al. 1992).

Aus klinisch-pharmakologischer Sicht stellen bei pädiatrischen Patienten Chloralhydrat, Propofol und Midazolam gut untersuchte Substanzen dar, wobei sicherlich die größte Erfahrung und das umfassend-
ste Erkenntnismaterial für Midazolam vorliegt. Dabei ist zu berücksichtigen, daß Kinder (Neugeborene, Säuglinge) keine kleinen Erwachsenen
sind (s. Abb. 5), sondern in Pharmakokinetik und -dynamik spezifische
Besonderheiten aufweisen können, die bei der Dosierung zu berücksichtigen sind.

Literatur

1. Borgeat A, Wilder-Smith OHG, Suter PM (1994) The nonhypnotic therapeutic
   applications of propofol. Anesthesiology 80: 642–656
2. Burtin P, Jacqz-Aigrain E, Girard P et al. (1994) Population pharmacokinetics of
   midazolam in neonates. Clin Pharmacol Ther 56: 615–625
3. Cook DR, Stiller R, Dayton P (1982) Pharmacokinetics of ketamine in infants
   and small children. Anesthesiology 57: A428
4. Coté CJ (1994) Sedation for the pediatric patient. Pediatr Clin North Am 41:
   31–58
5. Demarquez J-L, Galperine R, Billeaud C, Brachet-Liermain A (1987) High-dose
   thiopental pharmacokinetics in brain-injured children and neonates. Dev Pharmacol Ther 10: 292–300

6. Duvaldestin P (1981) Pharmacokinetics in intravenous anaesthetic practice. Clin Pharmacokinet 6: 61–82
7. Grant IS, Nimmo WS, McNicol LR, Clements JA (1983) Ketamine disposition in children and adults. Br J Anaesth 55: 1107–1110
8. Green SM, Johnson NE (1990) Ketamine sedation for pediatric procedures, part 2, review and implications. Ann Emerg Med 19: 1033–1046
9. Jacqz-Aigrain E, Wood C, Robieux I (1990) Pharmacokinetics of midazolam in critically ill neonates. Eur J Clin Pharmacol 39: 191–192
10. Jacqz-Aigrain E, Daoud P, Burtin P, Maherzi S, Beaufils F (1992) Pharmacokinetics of midazolam during continuous infusion in critically ill neonates. Eur J Clin Pharmacol 42: 329–332
11. Jones RDM, Chan K, Andrew LJ (1990) Pharmacokinetics of propofol in children. Br J Anaesth 65: 661–667
12. Kanto JH (1988) Propofol, the newest induction agent of anaesthesia. Internat J Clin Pharmacol Ther Toxicol 26: 41–57
13. Kataria BK, Ved SA, Nicodemus HF, Hoy GR, Lea D, Dubois MV, Mandema JW, Shafer SL (1994) The pharmacokinetics of propofol in children using three different data analysis approaches. Anesthesiology 80: 104–122
14. Kauffman RE, Banner W Jr, Berlin CM Jr, Blumer JL, Gorman RL, Lambert GH (1993) Use of chloral hydrate for sedation in children. Pediatrics 92: 471–472
15. Klotz U (1989) Tranquilizer und Hypnotika. In: Koella WP (Hrsg) Psychopharmaka-physiologische, pharmakologische und pharmakokinetische Grundlagen für ihre klinische Anwendung. Fischer, Stuttgart New York, S 29–84
16. Kraus G, Taeger K (1982) Methohexital zur rektalen Narkoseeinleitung bei Kindern. Anästh Intensivther Notfallmed 17: 285–289
17. Kraus G, Frank S, Knoll R, Prestele H (1984) Pharmakokinetische Untersuchungen nach intravenöser, intramuskulärer und rektaler Applikation von Methohexital bei Kindern. Anaesthesist 33: 266–271
18. Kraus GB, Gruber RG, Knoll R, Danner U (1989) Pharmakokinetische Untersuchungen nach intravenöser und rektaler Applikation von Midazolam bei Kindern. Anaesthesist 38: 658–663
19. Malinovsky J-M, Lejus C, Servin et al. (1993) Plasma concentrations of midazolam after i. v., nasal or rectal administration in children. Br J Anaesth 70: 617–620
20. Mathews HML, Carson IW, Lyons SM, Orr IA, Collier PS, Howard PJ, Dundee JW (1988) A pharmacokinetic study of midazolam in paediatric patients undergoing cardiac surgery. Br J Anaesth 61: 302–307
21. Mayers DJ, Hindmarsh KW, Sankara K, Gorecki DKJ, Kasian GF (1991) Chloral hydrate disposition following single-dose administration to critically ill neonates and children. Dev Pharmacol Ther 16: 71–77
22. Payne K, Mattheyse FJ, Liebenberg D, Dawes T (1989) The pharmakokinetics of midazolam in paediatric patients. Eur J Clin Pharmacol 37: 267–272
23. Pfeifer S (1992) Pharmakokinetik im Neugeborenen- und Kindesalter. Pharmazie 47: 735–745
24. Rey E, Delaunay L, Pons G, Murat I, Richard MO, Saint-Maurice C, Olive G (1991) Pharmacokinetics of midazolam in children: comparative study of intranasal and intravenous administration. Eur J Clin Pharmacol 41: 355–357

25. Saint-Maurice C, Meistelman C, Rey E, Esteve C, De Lauture D, Olive G (1986) The pharmacokinetics of rectal midazolam for premedication in children. Anesthesiology 65: 536–538
26. Salonen M, Kanto J, Tisalo E, Himberg J-H (1987) Midazolam as an induction agent in children: a pharmacokinetic and clinical study. Anesth Analg 66: 625–628
27. Short TG, Plummer JL, Chui PT (1992) Hypnotic and anaesthetic interactions between midazolam, propofol and alfentanil. Br J Anaesth 69: 162–167
28. Swerdlow BN, Holley FO (1987) Intravenous anaesthetic agents. Pharmacokinetic-pharmacodynamic relationships. Clin Pharmacokinet 12: 79–110
29. Tolia V, Fleming SL, Kauffman RE (1990) Randomized, double-blind trial of midazolam and diazepam for endoscopic sedation in children. Dev Pharmacol Ther 14: 141–147
30. Vandermeersch E, van Hemelrijck J, Byttebier G, van Akten H (1989) Pharmacokinetics of propofol during continuous infusion for pediatric anesthesia. Acta Anaesth Belg 40: 161–165

Diskussion
zum Beitrag Klotz

Frage
Inwieweit ist die Wirkung rektal applizierter Pharmaka abhängig von der Medikamentenkonzentration?

Antwort
Will man mit verschiedenen Konzentrationen einer Medikamentenformulierung die gleiche Gesamtdosis applizieren, so impliziert dies unterschiedliche Volumina. Je niedriger die Konzentration gewählt wird, desto größer muß das Volumen sein: Ein hohes Applikationsvolumen induziert einerseits häufiger Durchfall, so daß über diesen Mechanismus ein Teil der applizierten Dosis verloren gehen kann. Andererseits bedeuten hohe Volumina für rektal zu applizierende Medikamente eine verstärkte Resorption über die proximalen Anteile des Rektums in die V. haemorrhoidalis superior und damit letztendlich in den Portalvenenkreislauf: Dies bedeutet bei Medikamenten, die einem großen Firstpass-Effekt in der Leber unterliegen, einen entsprechenden Wirkverlust.

Frage
Von welchen Faktoren hängt die richtige Dosis im Kindesalter ab?

Antwort
Generell haben wir es mit Neugeborenen, Säuglingen, Kleinkindern und Schulkindern zu tun: Die Unterschiede zwischen den einzelnen Altersstufen sind so erheblich, daß für jede Altersgruppe eigene Dosierungsstudien vorliegen müßten. In der Literatur beginnen die meisten Studien erst im Alter von 3 Jahren, über Neugeborene ist aus ethischen und praktischen Gründen wenig publiziert. In dieser Altersgruppe ist das Eliminationssystem individuell noch sehr unterschiedlich. Zwischen 3 und 6 Jahren ist durch die relative höhere Leber- und Nierenperfusion eine raschere Metabolisierung als bei Erwachsenen zu erwarten.

Frage
Ab welchem Alter ist die Propofolanwendung zugelassen?

Antwort

Sie ist offiziell ab dem 3. Lebensjahr zugelassen, die Langzeitsedierung auf Intensivstation ist hiervon ausgenommen.

Frage

Können bei der Langzeitsedierung mit Propofol Wechselwirkungen auftreten, so daß der Abbau nicht mehr entsprechend einer linearen Kinetik abläuft?

Antwort

Denkbar ist eine Wechselwirkung aufgrund der zugeführten Lipidemulsion, welche die Bindung anderer Medikamente verändern könnte.

Frage

Ist bei Fieber der Abbau von Propofol verändert?

Antwort

In 2 Arbeiten hat man bei reduzierter Körpertemperatur einen langsameren Ablauf der Eliminationskinetik gefunden. Bei Fieber müßte die Elimination deshalb etwas rascher ablaufen, wenn es derzeit auch keine Untersuchungen hierzu gibt.

Frage

Welche Applikationsart eines bestimmten Medikaments ist in der Kinderanästhesie aus pharmakologischer Sicht die günstigste?

Antwort

Das differiert nicht nur innerhalb von Substanzgruppen, sondern hängt bereits von der jeweiligen Substanz ab: Zum Beispiel ist die Applikation von Diazepam i. m. heute bereits als Kunstfehler anzusehen, da neben der schmerzhaften Anwendung die Absorption individuell so unterschiedlich ist, daß die erreichten Konzentrationen einer sehr großen Variabilität unterliegen. Andere Benzodiazepine unterliegen nicht dieser Variabilität. Für Kinder ist die orale Applikation in aller Regel die günstigste. Die rektale Applikation ist – wie bereits ausgeführt – abhängig von dem Volumen bzw. der Applikationstiefe.

Frage

Wie wird die Wirkung eines zentral wirkenden Pharmakons durch Interaktion mit einem anderen zentral wirkenden Pharmakon verändert?

Antwort
Hierzu existieren ausschließlich Arbeiten über Erwachsene, wobei ich bei Kindern ein gleichartiges Prinzp erwarten würde. Bei Applikation mehrerer zentral wirkender Pharmaka (z. B. Benzodiazepine, Barbiturate, Opioide, Propofol) können die Dosen um 1/3–1/2 reduziert werden, um die gleiche sedativ-hypnotische bzw. narkotische Wirkung zu erzielen.

Sedation für diagnostische Eingriffe im Kindesalter

Personelle und apparative Voraussetzungen in Abhängigkeit von der Sedationstiefe

T. Beushausen

Eine ganze Reihe diagnostischer und therapeutischer Verfahren der modernen Pädiatrie erfordert zur Erzielung eines optimalen Ergebnisses einen ruhigen, kooperativen Patienten, z. B. bei NMR (nuklear-magnetische Resonanzspektrographie), CT (Computertomographie), Strahlentherapie. Andere Verfahren sind schmerzhaft und beängstigend für Kinder, z. B. Knochenmark- oder Muskelbiopsien, Arteriographien, Herzkatheteruntersuchungen, Endoskopien u. a. Da bei vielen pädiatrischen Patienten, Säuglingen, Kleinkindern oder auch Behinderten, nur limitierte Möglichkeiten zur psychologisch-einfühlsamen Patientenführung bestehen, ist i.d.R. zur Ergebnisoptimierung eine Sedation, oft in Kombination mit einer Analgesie, erforderlich. Dies konfrontiert die behandelnden Ärzte, Anästhesisten, Pädiater, Radiologen u. a. häufiger mit ungewohnten Problemen, da die betroffenen Arbeitsbereiche nur in den seltensten Fällen für diese Patientengruppe optimal eingerichtet sind.

In der Vergangenheit geforderte standardisierte Sedationsprotokolle existieren bisher nicht [1], die Verfahren sind von Klinik zu Klinik und häufig sogar von Arzt zu Arzt unterschiedlich, innerhalb derselben Institution [9].

Im deutschen Schrifttum wird bisher leider nicht zwischen verschiedenen Sedationstiefen unterschieden, eine Abgrenzung zur Anästhesie wird fälschlicherweise in der Intubation gesehen (1, 2, 8, 10, 11]. Die American Academy of Pediatrics hat in ihren neuesten Richtlinien zur Sedation in der Pädiatrie [3] für die Praxis hilfreiche Definitionen gegeben:

Leichte Sedation „conscious sedation“: Medikamentös induzierte Bewußtseinsstörung, bei der die protektiven Reflexe erhalten sind, der Patient volle Luftwegskontrolle hat und prompt durch physische und akustische Reize zu zielgerichtetem Handeln erweckbar ist.

Tiefe Sedation („deep sedation"): Der Patient ist durch kontrollierte Medikation stark eingeschränkt in seiner Vigilanz bis zur Bewußtlosigkeit, aus der er nicht ohne weiteres erweckbar ist. Dies geht einher mit teilweisem oder komplettem Verlust der protektiven Reflexe sowie der Atemwegskontrolle, und der Patient ist nicht in der Lage, zielgerichtet auf physische oder verbale Aufforderungen zu reagieren.

Anästhesie („general anesthesia"): Bewußtlosigkeit mit Verlust der protektiven Reflexe einschließlich der Atemwegskontrolle und die Unfähigkeit, zielgerichtet auf physische Stimulation oder verbale Aufforderungen zu reagieren.

Selbstverständlich sind die Übergänge fließend. In der Praxis kommt es bei fast allen üblichen Substanzen immer wieder vor, daß Patienten unabhängig von der Art der gewählten Medikamentenapplikation und der beabsichtigten Sedationstiefe kontinuierlich von einem leichten in ein tiefes Sedationsstadium gleiten. Eine tiefe Sedation wiederum ist oft von einer Anästhesie kaum trennbar.

Patientenauswahl

Patienten, die zu einem diagnostischen Eingriff sediert werden müssen, sollten die übliche Prämedikationsvisite mit einem aufklärenden Gespräch und einer orientierenden Untersuchung erhalten [4, 7]. Der verantwortliche Anästhesist sollte sich selbst vergewissern, daß die beabsichtigte Untersuchung bei dem gegebenen Patienten unter Berücksichtigung von Alter, körperlichem Zustand etc. zum geplanten Zeitpunkt tatsächlich in Sedation durchführbar ist. Wenn daran Zweifel bestehen, das notwendige Verfahren jedoch dringend ist, sollte der Patient wie zu einer Allgemeinnarkose (z. B. erweiterte Voruntersuchungen, Nüchternzeit etc.) vorbereitet werden, damit diese dann zeitgerecht durchgeführt werden kann.

Die üblichen Sedationsverfahren können durch Berücksichtigung der speziellen Patientenbedingungen oft verbessert werden. Zum Beispiel ertragen Säuglinge, wenn sie satt sind, auch lange, nichtschmerzhafte Untersuchungen in leichter Sedation. Bei Kleinkindern kann man den Sedationseffekt in der Regel deutlich steigern, wenn Untersuchungen zur Mittagschlafzeit oder in den Abendstunden durchgeführt werden. Ältere Kinder, die primär kooperativ sind, profitieren bei längeren Verfahren wie z. B. dem NMR trotzdem oft von einer Anxiolyse und evtl. auch von der Anwesenheit eines verständigen Elternteils.

Personelle Voraussetzungen

Selbstverständlich erfordert nicht jede Sedation einen Anästhesisten; eine Vielzahl von auch tiefen Sedationen wird von Pädiatern [2, 12, 13, 14] oder auch Radiologen [9] durchgeführt, ohne daß gehäuft über schwere Komplikationen berichtet wird [2, 9].

Bei pädiatrischen Patienten der ASA-Klassen I und II kann von jedem Arzt eine *leichte Sedation* durchgeführt werden, wenn die Grundzüge der Stabilisierung der Vitalfunktionen und der Wiederbelebung beherrscht werden [3, 5].

Für die ASA-Klassen $\geq$ III sowie für die *tiefe Sedation* muß der durchführende Arzt über solide Erfahrungen in der Stabilisierung der Vitalfunktion und der Reanimation von Kindern verfügen und auch in der Lage sein, diese am Untersuchungsort unverzüglich durchzuführen. Es ist zu bedenken, daß schon durch eine einmalige Medikamentensupplementation bei unzureichendem Initialeffekt eine leichte in eine tiefe Sedation abgleiten kann.

Bei einer tiefen Sedation sollte unbedingt eine geschulte Person vorhanden sein, deren einzige Aufgabe die Patientenüberwachung ist. Dies kann z. B. durch das häufig an Anästhesieabteilungen herangetragene „Stand-by" geschehen oder durch Überwachung durch besonders ausgebildete Schwestern oder Pfleger [5].

Während Patienten bei leichter Sedation vor- und hinterher durch Eltern oder Pflegepersonal überwacht werden können, muß bei tiefer Sedation die peri-„operative" Überwachung genauso wie bei Allgemeinanästhesien in einem personell und apparativ entsprechend ausgestatteten Aufwachraum erfolgen.

Daß tiefe Sedationen für Endoskopien auch des oberen Gastrointestinaltraktes, also potentiell luftwegsgefährdend, mit hochwirksamen Substanzen von Nichtanästhesisten durchgeführt werden, weil Anästhesieabteilungen nicht in der Lage sind, einen adäquaten Service bereitzustellen [2], sollte zu denken geben. Als Anästhesisten sollten wir dafür Sorge tragen, daß die bewährten, von uns entwickelten, für richtig und notwendig erachteten Sicherheitsstandards für Sedation und Anästhesie auch von Ärzten anderer Fachrichtungen eingehalten werden.

Apparative Voraussetzungen

An jedem Untersuchungsplatz, an dem Kinder sediert werden, müssen ausreichende Monitoreinrichtungen vorhanden sein, die so erweiterbar sein müssen, daß auch beim unbeabsichtigten Übergang in ein tieferes Sedationsstadium die Patientensicherheit gewährleistet ist [5]. Für Patienten der Klassen ASA I und II reicht bei *leichter Sedation* die kontinuierliche Inspektion. Das oft benutzte EKG liefert keine zusätzlichen Informationen, eine serielle Blutdruckmessung erweckt die Kinder häufig, ohne zur Sicherheit wesentlich beizutragen [6]. Ein vor der Untersuchung angebrachtes präkordiales Stethoskop ist weniger störend und liefert ausreichend Informationen. Auf einen venösen Zugang kann verzichtet werden.

Wenn der Patient jedoch dem Blick des Untersuchers entzogen ist, z. B. im NMR, sollte auch bei leichter Sedation eine kontinuierliche Pulsoxymeterüberwachung erfolgen [3, 4, 7]. Für Kinder der Klasse ASA $\geq$ III muß das Monitoring individuell angepaßt werden.

Bei Durchführung einer *tiefen Sedation* muß das Monitoring genauso umfassend sein wie bei einer Allgemeinnarkose: serielle Blutdruck-, Puls- und Atemfrequenzmessung mit Dokumentation, kontinuierliche Überwachung der O_2-Sättigung, kontinuierliche Kontrolle der Atemwegsfunktion.

Das Pulsoxymeter ist trotz seiner Fehlermöglichkeiten sicherlich das hilfreichste Monitoring im Kindesalter [4, 5]. Da inzwischen auch NMR-kompatible Geräte zur Verfügung stehen, darf darauf auch bei dieser Untersuchung nicht mehr verzichtet werden.

Zur Basisausstattung eines jeden Untersuchungsplatzes für sedierte Kinder gehört eine leistungsfähige Absaugung sowie eine Möglichkeit Sauerstoff in Konzentrationen von $F_i O_2 > 90 \%$ sowohl unter Spontanatmung als auch mit Überdruck, z. B. durch manuelle Maskenbeatmung, zu verabreichen. Es müssen außerdem die üblichen Medikamente und Infusionslösungen zur Reanimation zur Verfügung stehen. Die American Academy of Pediatrics empfiehlt vernünftigerweise, daß die Vorräte an Medikamenten, Sauerstoff etc. ausreichend sein müssen, um 60 min effektiver Reanimation eigenständig durchführen zu können. Dazu muß dann auch ein an Kinder adaptierter Defibrillator zur Verfügung stehen.

Die hier zusammengestellten Empfehlungen sind vielerorts noch nicht realisiert und mögen manchen auch überzogen anmuten. Zu bedenken sei aber, daß noch vor wenigen Jahren die Forderung nach einem Anästhesisten pro Op. auch nicht allgemein akzeptiert war und bis heute nicht überall in Deutschland realisiert ist.

An apparativer Ausstattung wird oft dann „gespart", wenn Kinder nur gelegentlich behandelt werden. Das bedeutet meist auch, daß nur wenig kontinuierliche, praktische Erfahrung mit dieser Patientengruppe vorhanden ist. Die Kombination von wenig erfahrenem Personal mit unzureichender Ausrüstung hinsichtlich Monitoring und Therapie unerwarteter Situationen ist aber erfahrungsgemäß extrem komplikationsträchtig. Im ambulanten Bereich sollte diesem Aspekt besondere Aufmerksamkeit geschenkt werden.

Wenn eine Kinderklinik regelmäßig ihre Patienten in Bereichen untersuchen lassen muß, die nicht hinreichend ausgestattet sind, empfiehlt es sich, einen Notfallkoffer zusammenzustellen sowie ein transportables, NMR-kompatibles Pulsoxymeter anzuschaffen, damit der Patient sowohl auf dem Transport als auch während der Untersuchung angemessen überwacht und ggf. therapiert werden kann.

Literatur

1. Abel M, Friedburg H (1987) Medikation und Überwachung junger pädiatrischer Patienten bei NMR (nuclear magnetic resonance)-Untersuchungen. Anaesthesist 36: 137–139
2. Behrens R et al. (1993) Sedierung versus Allgemeinnarkose in der pädiatrischen Endoskopie. Klin Pädiatr 205: 158–161
3. Committee on Drugs, the American Academy of Pediatrics (1992) Guidelines for monitoring and management of pediatric patients during and after sedation for diagnostic and therapeutic procedures. Pediatrics 89: 1110–1115
4. Coté CJ (1993) Anaesthesia outside the operating room, in: Coté CJ, Ryan JF, Todres ID, Goudsouzian NG (eds) A practice of anesthesia for infants and children, 2nd edn. Saunders, Philadelphia, pp 401–416
5. Coté CJ (1994) Sedation for the pediatric patient – a review. Ped Clin NA 41: 31–58
6. Fisher DM (1990) Sedation of pediatric patients: An anesthesiologist's perspective. Radiology 175: 613–615
7. Hall SC (1992) Pediatric anesthesia outside the operating room. ASA Refresher Courses 20: 111-121
8. Jakobi G (1993) Empfehlungen zur medikamentösen Sedierung von Kindern bei der (kranialen)CT- und MRT-Untersuchung. Pädiatr Prax 45: 612–613
9. Keeter S et al. (1990) Sedation in pediatric CT: National Survey of Current Practice. Radiology 175: 745–752
10. Mühlendahl KE v (1987/88) Midazolam-Amnesie bei kleinen kurzdauernden Eingriffen bei Kindern. Pädiatr Prax 36: 435–437

11. Otte J et al. (1987) Midazolam (Dormicum) zur Sedierung bei schmerzhaften Eingriffen. Mschr Kinderheilk 135: 487–491
12. Sievers TD (1991) Midazolam for conscious sedation during pediatric oncology procedures: Safety and recovery parameters. Pediatrics 88: 1172–1179
13. Tobias JD et al. (1992) Oral Ketamine premedication to alleviate the distress of invasive procedures in pediatric oncology patients. Pediatrics 90: 537–541
14. Tolia V et al. (1991) Pharmacokinetic and pharmacodynamic study of midazolam in children during esophagogastroduodenoscopy. J Pediatr 119: 467–471

Diskussion
zum Beitrag Beushausen

Frage
Wie soll eine leichte Sedierung dokumentiert werden?

Antwort
Es wird schwierig sein, den Grad der Sedierung genau zu dokumentieren. Allerdings sollte man die Kompetenz der Atemwege und Kreislaufparameter protokollieren, spätestens wenn der Patient aus der eigenen Obhut entlassen wird. Darüber hinaus ist es sehr hilfreich, wenn notiert wird, welche Wirkqualität eine gegebene Dosis für diesen Patienten hatte, um für nachfolgende Eingriffe Erfahrungsvoraussetzungen zu schaffen.

Frage
Die Unterscheidung zwischen leichter und tiefer Sedierung ist schwierig: Der Übergang ist fließend, und das Unterscheidungskriterium, ob Atemwegsreflexe noch vorhanden sind, läßt sich klinisch schlecht überprüfen. Gibt es einfache Kriterien, mit denen man den Grad der Sedierung quantifizieren kann?

Antwort
Das einfachste Kriterium, um zwischen leichter und tiefer Sedierung zu unterscheiden, ist die Ansprechbarkeit des Patienten, die Reaktion auf Ansprache und auf Geräusche. Alle weiteren Überprüfungen stören die Untersuchung und sind damit schwer durchführbar. Zur Unterscheidung zwischen tiefer Sedierung und Narkose gibt es keine sicheren Kriterien, deshalb muß man sich im Zweifelsfall wie bei einer Allgemeinanästhesie verhalten.

Frage
Wie ist der Sedationsgrad von Kindern bei kernspintomographischen Untersuchungen zu kontrollieren?

Antwort

Bei Kernspinuntersuchungen besteht die besondere Schwierigkeit, daß die Kinder absolut ruhig in einer Röhre liegen müssen, die von außen nur schlecht einzusehen ist. Zudem ist der Geräuschpegel des Kernspintomographen so laut, daß Sedierungsmaßnahmen schwierig durchzuführen sind. Die Vitalparameter Kreislauf und Atmung müssen auch in der Röhre überwacht werden: Heutzutage existieren Pulsoxymeter, die auch im Magnetfeld des Kernspintomographen funktionieren. Die Ventilationsüberwachung kann bei Spontanatmung mittels eines geeigneten Seitenstromkapnographen und einer an der Nase fixierten Sonde zumindest tendenziell überwacht werden. Eine andere Möglichkeit besteht darin, die Atemexkursionen sichtbar zu machen.

Frage

Was unterscheidet die tiefe Sedierung von der Anästhesie?

Antwort

Die tiefe Sedation ist eine Variante der Narkose und keine Variante der leichten Sedation, so daß folgerichtig sämtliche Kriterien der personellen Kompetenz und des apparativen Monitorings wie bei einer Vollnarkose erfüllt sein müssen.

Frage

Welchen Stellenwert haben einzelne Monitoringverfahren bei der Überwachung einer Sedierung?

Antwort

Das Hauptproblem bei der Sedierung ist die Sicherung der Atemwege, so daß eine Hypoventilation, z. B. durch eine zurückfallende Zunge, ausgeschlossen wird. Vordringlich ist das Monitoring mittels Pulsoxymeter. Des weiteren ist eine Überwachung der Atemexkursionen obligat, die in speziellen Fällen durch einen Kapnographen ergänzt werden kann.

Frage

Wie soll man sich verhalten, wenn konsilarisch per Telefon nach weiteren Maßnahmen zur Ruhigstellung eines Kindes nach bereits erfolgter Sedierung gefragt wird?

Antwort

Es ist höchst gefährlich, hier per Telefon Ratschläge zu geben: Man kennt nicht den präoperativen Zustand des Kindes, die Prämedikation und die applizierte Dosis der verschiedensten Sedativa. In dieser Situation sollte das Kind – wenn möglich – von der Untersuchung abgesetzt und am nächsten Tag unter standardisierten Bedingungen anästhesiert werden. Duldet die Untersuchung keinen Aufschub, so sollte eine regelrechte Narkose oder ein anästhesiologischer Stand-by unter Hinzuziehung eines Anästhesisten erfolgen.

Teil B:

Anästhesiologische Versorgung
in der Radiologie

Herzkatheteruntersuchungen im Säuglings- und Kindesalter aus pädiatrisch-kardiologischer Sicht

H. SINGER

Trotz der großen Fortschritte in der echokardiographischen Diagnostik angeborener Herzfehler bleiben die Herzkatheteruntersuchungen und Angiokardiographien für eine Reihe von Fragestellungen notwendige Untersuchungsmethoden, die durch eine rasch zunehmende Zahl von interventionellen Eingriffen eine zusätzliche Belebung erfahren haben [6, 13]. Eine Reihe von angeborenen Herzfehlern können echokardiographisch so eindeutig bezüglich Morphologie und Funktion geklärt werden, daß sich bei ihnen sowohl die prä- als auch die postoperative Herzkatheteruntersuchung vermeiden läßt [3]. Die Zahl der invasiven Untersuchungen nimmt damit in allen Zentren ab, wovon sowohl Patienten als auch das der Strahlenbelastung ebenfalls ausgesetzte Personal profitieren. Ein zusätzlicher und nicht zu unterschätzender positiver Effekt der treffsicheren Echokardiographie besteht für die Patienten, die noch einer ergänzenden Herzkatheteruntersuchung mit Angokardiographie unterzogen werden, darin, daß vor der invasiven Maßnahme bereits ein ziemlich klares Bild der Fehlbildung vorhanden ist. Die Sondierung des Herzens und der großen Gefäße wird dadurch sicherer, die Durchleutungszeiten werden kürzer und auf einen Teil der Angiokardiographien kann verzichtet werden [1, 13]. Trotz dieser wesentlichen Erleichterung der Untersuchung ist eine sichere Sedierung oder Narkose der untersuchten Patienten notwendig.

Anforderungen an die Sedierung

Die Anforderungen an die Sedierung der Patienten während einer Herzkatheteruntersuchung hat eine Reihe von Besonderheiten zu berücksichtigen, die im folgenden kurz dargestellt werden.

Sie liegen zum einen im kardiovaskulären und pulmonalen Zustand des Patienten, zum anderen in den speziellen Umständen der Herzkatheteruntersuchung begründet.

Kardiovaskulärer und pulmonaler Zustand der Patienten

Die Art und der Schweregrad des angeborenen Herzfehlers bestimmen den kardiovaskulären und pulmonalen Zustand der Patienten und beeinflussen die Entscheidung, ob die Untersuchung in Allgemeinnarkose oder in Sedierung mit zusätzlicher örtlicher Betäubung durchgeführt werden soll (Tabelle 1). Zusätzlich spielen das Alter der Patienten und deren Kooperationsfähigkeit eine wesentliche Rolle bei der Entscheidung, ob Sedierung oder Allgemeinanästhesie angewendet werden soll [1].

Bei den Neugeborenen stehen die *Duktusabhängigkeit der Lungendurchblutung* (schwere Hypoxie, Zyanose, metabolische Azidose) oder des großen Kreislaufes (Herzinsuffizienz, kardiogener Schock, gemischte oder respiratorische Azidose) sowie die Parallelschaltung der Kreis-

Tabelle 1. Herzkatheteruntersuchungen in der Pädiatrie – hämodynamische Befunde.

Hypoxie	Lungendurchblutung kritisch vermindert
	(PDA) Fallot, PA, D-TGA
	Parallelschaltung der Kreisläufe
	Ausflußbahnobstruktion (Ao-, Pulmonalstenosen)
	– Fehler mit Shunt
	– Klappeninsuffizienz
Herzinsuffizienz	Druck-/Volumenbelastung
	PDA-Verschluß bei PDA-abhängigem,
	großem Kreislauf
	– kritische Aortenstenose
	– Koarktation
	– hypoplastisches Linksherz
Respiratorische Insuffizienz	Totale Lungenvenenfehleinmündung
	– Lungenstauung
	– Lungenüberflutung
	– Mitralstenose
	– Links-rechts-Shunt
Pulmonale Hypertonie	Bei hohem Lungendurchfluß
	Bei hohem Lungengefäßwiderstand

läufe (schwere Hypoxie, Zyanose, metabolische Azidose bei zu kleinem Foramen ovale oder Duktusverschluß) im Vordergrund der pathologischen Herz-Kreislauf-Verhältnisse [7]. Bei Patienten mit schwerer Linksobstruktion (hypoplastisches Linksherz, kritische Aortenstenose, Koarktation), aber auch bei den obstruktiven Formen der totalen Lungenvenenfehleinmündung, kompliziert die häufig kritische Stauung im kleinen Kreislauf das Krankheitsbild und führt zur respiratorischen Insuffizienz, die praktisch immer eine Intubationsnarkose, besondere Beatmungsführung, häufige Bronchialtoiletten und medikamentöse Behandlung der oft begleitenden Bronchospastik erforderlich macht (Abb. 1). In diesen Fällen kann eine Sedierung ohne Beatmung möglicherweise zur Atemdepression und zu einem lebensbedrohlichen Zustand führen. Die Anwendung von Prostaglandin E₁ (PGE₁) zum Offenhalten eines Ductus arteriosus erfordert immer die intensivmedizinische Behandlung mit Intubation und maschineller Beatmung. Apnoe, Hypotension, Bradykardie und hohes Fieber sind die wesentlichen Nebenwirkungen von PGE₁, die ein solches Vorgehen erforderlich machen [7, 12]. Demgegenüber führt die erwünschte Prostaglandinwirkung, nämlich die Duktuseröffnung, zu einer häufig raschen und eindrucksvollen Besserung des Kreislaufes (Abb. 2).

Neben der häufigen Duktusabhängigkeit des kleinen oder großen Kreislaufes machen zusätzliche Umstände und Gegebenheiten das Neugeborenenherz besonders empfindlich gegenüber jeder Störung der kardiozirkulatorischen und pulmonalen Homöostase [1, 4]. Die nichtkontraktilen Bestandteile des Neugeborenenherzes überwiegen gegenüber den kontraktilen Myokardfasern, so daß die diastolische Dehnbarkeit der Ventrikel im Vergleich zu der älterer Kinder deutlich eingeschränkt ist [2]. Abrupte, selbst kleine Volumenzufuhren, besonders aber Kontrastmittelgaben, werden deswegen besonders schlecht toleriert [4, 9].

Bei Patienten aller Altersgruppen, bei denen ein intrakardialer Rechts-lins-Shunt besteht, ist zu bedenken, daß intravenös verabreichte Sedativa und Narkotika direkt ohne vorherige Lungenpassage in das Gehirn gelangen, so daß hier momentan toxische Gewebespiegel trotz korrekter Dosierung entstehen können [4].

Bei älteren Kindern bestimmen die Druck- oder Volumenbelastung des Herzens, ein etwa vorhandener Lungenstau oder eine aktive Lungenüberflutung aufgrund eines großen Links-rechts-Shunts den hämodynamischen Zustand. Patienten mit kritischer Druckbelastung des rechten (Pulmonalstenose) oder linken Ventrikels (Aortenstenose), bei denen eine interventionelle Ballondilatation vorgesehen ist, und zyano-

Großer Kreislauf

Kritische Aortenstenose
Koarktationssyndrom
Hypoplastisches Linksherz
u.a.

Kleiner Kreislauf

Kritische Pulmonalstenose
Pulmonalatresie
Hypoplastisches Rechtsherz
u.a.

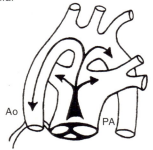
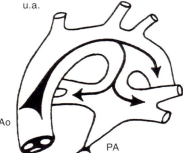

Kreislaufdurchmischung über das Foramen ovale
bei der Transposition der großen Arterien

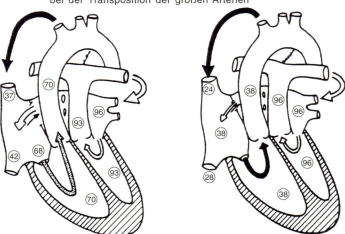

Abb. 1. Schematische Darstellung von duktusabhängiger Lungenzirkulation und duktusabhängigem großen Kreislauf sowie den Auswirkungen des Foramen ovale bei Transposition der großen Arterien. (Aus [12])

PDA - abhängige Lungenperfusion

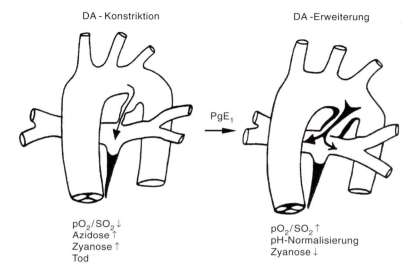

DA - Konstriktion   DA -Erweiterung

PgE$_1$

$pO_2/SO_2\downarrow$
Azidose $\uparrow$
Zyanose $\uparrow$
Tod

$pO_2/SO_2\uparrow$
pH-Normalisierung
Zyanose $\downarrow$

PDA - abhängige Aortenperfusion

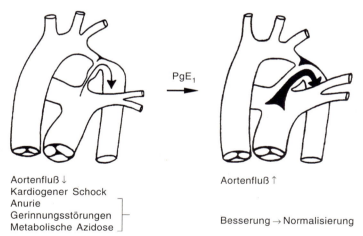

PgE$_1$

Aortenfluß $\downarrow$
Kardiogener Schock
Anurie
Gerinnungsstörungen
Metabolische Azidose

Aortenfluß $\uparrow$

Besserung → Normalisierung

Abb. 2. Auswirkungen des spontanen Duktusverschlusses und seiner Wiedereröffnung mittels Prostaglandin E$_1$. (Aus [12])

tische Patienten reagieren besonders ungünstig auf Herzrhythmusstörungen, so daß bereits vor der Untersuchung alle Vorkehrungen zu deren sofortiger und effektiver Behandlung getroffen sein müssen (Abb. 3).

Ein spezielles Problem der Sedierung kann die Herzkatheteruntersuchung zur Vorbereitung einer Herztransplantation bedeuten, die in der
Regel an einem Patienten mit grenzwertiger Herzfunktion durchgeführt
werden muß. Die Kontraktilität ist hier massiv eingeschränkt (Verkürzungsfraktion des linken Ventrikels zwischen 10 und 15 %) (Abb. 4 und
5). Nicht selten besteht einer erhebliche Lungenstauung. Patienten in
ähnlich kritischem Zustand sind solche, bei denen frühpostoperativ
schwere hämodynamische Störungen zur invasiven Abklärung ihrer Ursachen zwingen.

Eine grobe Abschätzung des hämodynamischen Schweregrades der
häufigsten nichtoperierten und operierten angeborenen Herzfehler sind
in den Tabellen 2 und 3 zusammengestellt [11].

Für die korrigierten angeborenen Herzfehler gilt, daß es in sehr vielen
Fällen gelingt, annähernd normale Herz-Kreislauf-Verhältnisse herzu-

Abb. 3. Kritischer Druckabfall
im linken Ventrikel bei der
Auslösung ventrikulärer
Tachykardien während
der Sondierung mit dem
Herzkatheter

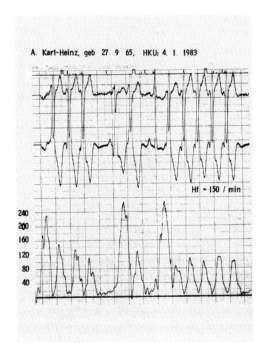

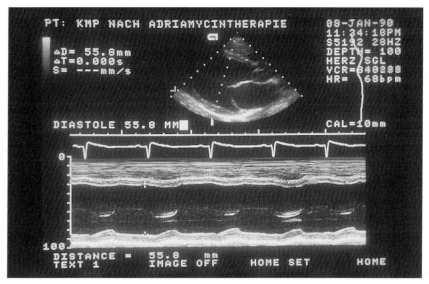

Abb. 4. Linker Ventrikel bei dilatativer Kardiomyopathie: Echokardiogramm: Kontraktilität mit einer Verkürzungsfraktion von 12 % stark eingeschränkt

Abb. 5. Röntenthorax-
aufnahme eines 10jährigen
Patienten mit dilatativer
Kardiomyopathie

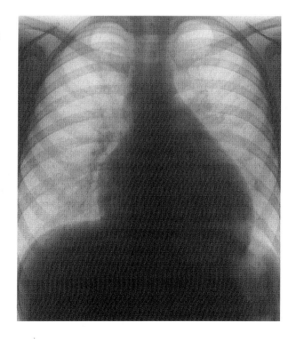

Tabelle 2. Schweregrad der häufigsten angeborenen Herzfehler.

Hämodynamischer Schweregrad	Bedeutungslos bis gering	Mäßiggradig	Schwer (häufig Herzinsuffizienz, Zynose)
AHF			
Aortenstenose	$\Delta p \leq 30\ (-50)$	$50 \rightarrow 80$	$\Delta p \geq 80$ mmHg
Aortenisthmus-stenose	$\Delta p \leq 20$	$20 \rightarrow 50$	$\Delta p \geq 50$ mmHg
Pulmonalstenose	≤ 50	$50 \rightarrow 80$	$\Delta p \geq 80$ mmHg
ASD	Qp:Qs < 1,5:1	>1,5→2:1	Qp:Qs > 2:1, m Pa (↑)
VSD, PDA	Qp:Qs < 1,5:1	>1,5→2:1, m Pa (↑)	Qp:Qs > 2:1, m Pa (↑)
Eisenmenger-Reaktion			Rp (↑↑ (> Rs)
cAVC			wie VSD
Zyanotische AHF		$pO_2 > 35, SO_2 > 75$	$pO_2 < 35, SO_2 < 75$ metabolische Azidose

Δp Druckgradient, *ASD* Vorhofseptumdefekt, *VSD* Ventrikelseptumdefekt, *PDA* Ductus arteriousus Botalli, *cAVC* kompletter Atrioventrikularkanal, *Qp(s)*, *Rp(s)* pulmonaler (systemischer) Durchfluß und Widerstand, *SO₂* arterielle O_2-Sättigung

stellen. Bei einer erheblichen Zahl von Patienten verhindern aber Residuen und Operationsfolgen, seltener Operationskomplikationen, ein ideales Operationsergebnis. Im Extremfall entwickeln sich eine chronische Herzinsuffizienz, ein pulmonaler Hochdruck, eine zentrale oder periphere Zyanose, die bei der Auswahl der Sedierung oder Narkose berücksichtigt werden müssen.

Anforderungen an die Sedierung (oder Narkose)

Besonderheiten der Untersuchungstechnik stellen an den Anästhesisten und an die Anästhesie bzw. Sedierung Anforderungen, die bei der Planung und Durchführung berücksichtigt werden müssen (Abb. 6).

Der Kardiologe sollte in etwa angeben, mit welcher Untersuchungsdauer zu rechnen ist, da auch dies selbstverständlich die Art der Sedierung bzw. Anästhesie ebenso beeinflußt wie die kindliche Kooperationsfähigkeit. Unabhängig vom Untersuchungsvorhaben und v. a. von interventionellen Eingriffen lagen die Durchleuchtungszeiten bei 250 konsekutiven Herzkatheteruntersuchungen in den ersten 9 Monaten des Jahres 1994 zwischen 3 und 89,6, im Mittel 20,4 min. Vor allem bei hohen Durchleuchtungszeiten ist unbedingt darauf zu achten, daß der die

Tabelle 3. Richtwerte für die hämodynamische Beurteilung des Operationserfolges bei angeborenen Herzfehlern.

Bewertung AHF	Sehr gut – gut (Sinusrhythmus)	Befriedigend (auch Herzrhythmus- störungen)	Schlecht (auch therapie- bedürftige Herzrhyth- musstörungen
Aorten- stenose	$\Delta p \leq 30$ mm Hg	$\Delta p = 31\text{-}50$ mm Hg $\pm$ geringe Aorten- insuffizienz	$\Delta p = > 50$ mm Hg $\pm$ erhebliche Aorten- insuffizienz
Aorten- isthmus- stenose	$\Delta p \leq 20$ mm Hg RR normal(($\uparrow$))	$\Delta p = > 20$ mm Hg RR $\uparrow$	$\Delta p = > 30$ mm Hg RR $\uparrow\uparrow$
Pulmonal- stenose	$\Delta p \leq 20$ mm Hg ($\pm$ Pulmonalin- suffizienz)	$\Delta p = 21\text{-}50$ mm Hg ($\pm$ Pulmonalin- suffizienz)	$\Delta p = > 50$ mm Hg ($\pm$ Pulmonalin- suffizienz)
ASD	Qp:Qs = 1:1 (<1,5:1)	Qp:Qs $\leq$ 2:1	Qp:Qs > 2:1
VSD	Qp:Qs = 1:1 (<1,5:1) m PA, Rp normal	Qp:Qs $\leq$ 2:1 m PA, Rp normal	Qp:Qs > 2:1 m PA $\uparrow$, Rp$\uparrow\rightarrow$ RP $\uparrow\uparrow$
cAVC	Qp:Qs = 1:1 (<1,5:1)	Qp:Qs $\leq$ 2:1 $\pm$ geringe Mitralin- suffizienz	Qp:Qs > 2:1 $\pm$ Mitralinsuffizienz, $\pm$ Mitralstenose
PDA	–	–	m PA $\uparrow$, Rp$\uparrow\rightarrow$ RP $\uparrow\uparrow$
Fallot- Tetralogie	Qp:Qs = 1:1 (<1,5:1) $\Delta p \leq 20$ mm Hg $\pm$ geringe Pulmonal- insuffizienz	Qp:Qs = 1,5:1 $\Delta p = 21\text{-}50$ mm Hg $\pm$ mäßige Pulmo- nalinsuffizienz	Qp:Qs > 2:1 (< 1:1) $\Delta p = > 50$ mm Hg $\pm$ Pulmonalinsuffizienz $\pm$ Trikuspidalinsuffi- zienz, $\pm$ Aorteninsuffi- zienz, RV-Funktion $\downarrow$
Rastelli- Operation	Qp:Qs = 1:1 (<1,5:1) $\Delta p \leq 20$ mm Hg $\pm$ Pulmonal- insuffizienz	Qp:Qs = 1,5:1 $\Delta p = 21\text{-}50$ mm Hg $\pm$ mäßige Pulmo- nalinsuffizienz	$\pm$ Subaortenstenose, Funktionsverlust der Konduitklappe
TGA-artrialer Switch (Vor- hofumkehr)	Keine Vv.-cavae- Baffleobstruktion Systemventrikel (RV) ordentliche Funktion	Leichte Vv.-cavae- Baffleobstruktion Geringe Funktions- einschränkung des RV	Wirksame Vv.-cavae- Baffleobstruktion RV-Funktionsverlust Rp Trikuspidalinsuffizienz
Arterieller Switch	Gute Koronarper- fusion und Ventrikel- funktion, keine PA-, Ao-Stenosen keine Ao-Insuffizienz	Geringe PA-Ao- Stenosen $\Delta p \leq$ 50mm Hg Geringe Ao-In- suffizienz	Myokardischämie, Ven- trikelfunktion Δp (Ao/PA) > 50 mm Hg Ao-Insuffizienz

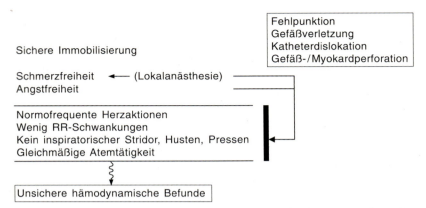

Abb. 6. Herzkatheteruntersuchungen in der Pädiatrie. Anforderungen an die Sedierung

Sedierung bzw. Anästhesie vornehmende Arzt möglichst weit (soweit es die Sicherheit des Patienten zuläßt) von der Strahlenquelle entfernt steht bzw. durch Schutzkleidung oder strahlenundurchlässige Barrieren geschützt ist.

Der Arbeitsplatz des Anästhesisten ist unübersichtlich, hat schlechte Beleuchtungsverhältnisse, der Zugang zum Patienten ist schwierig, ein Blickkontakt oft unmöglich, besonders wenn ein kleines Neugeborenes unter den sterilen Abdecktüchern fast verschwunden ist (Abb. 7).

Die Überwachung des Patienten erfolgt über die Beobachtung und Regulierung der Beatmungsparameter am Beatmungsgerät beim intubierten Patienten, über die Gaskontrolle mittels Pulsoxymeter, Blutgasanalysen und die O_2-Messungen des untersuchenden Kardiologen. Die Messung von Blutdruck (zusätzlich zu der hämodynamischen Messung des Untersuchers), Temperaturmessungen, bei längerer Untersuchung auch die Kontrolle der Urinausscheidung, ergänzen das Monitoring (s. Übersicht S. 63). Unabdingbar ist die sorgfältige Protokollierung der gesamten Untersuchung, der Kontrollparameter und der getroffenen Maßnahmen.

Für die Untersuchung ist es wichtig, daß das untersuchte Kind völlig ruhig liegt, damit Verletzungen beim Einsetzen des Katheters und vor allem bei den Manipulationen des Katheters im Herzen und in den grossen Gefäßen vermieden werden. Bei interventionellen Eingriffen, wie z. B. beim Verschluß des Ductus arteriosus mittels Rashkind-Okkluders (Schirmchenverschluß, Abb. 8), muß ein Verrutschen des Patienten ge-

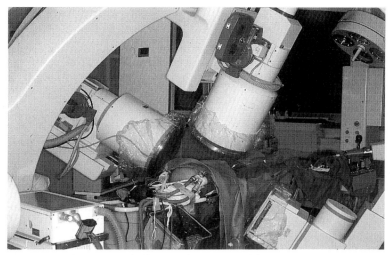

Abb. 7. Säugling auf dem Herzkathetertisch mit eingefahrenen ap- und lateralen C-Bögen

Herzkatheteruntersuchungen in der Pädiatrie – Monitoring bei Neugeborenen

- Temperatur
- Herzfrequenz
- Blutdruck
- EKG (St-Anhebung!, Bradykardie, Tachykardien)
- Blutgasanalyse (Pulsoxymetrie)
- Respiratorbeatmungsgrößen
- Bewegungen des Thorax
- Infusionsort (cave: Katecholamine)
- Position des Tubus
- Zwerchfellbeweglichkeit
- Lungen:
    - Überblähung
    - Verschattung   Durchleuchtung
    - Pneumothorax
- Herz: Kontraktilität
- Blutverlust (Blutbild)
- Ausscheidung
- Glukose, Kalzium (vor Untersuchung korrigiert)

genüber der Bild-Röhre-Verstärker-Achse peinlich vermieden werden, da sonst gefährliche Orientierungsfehler entstehen könnten.

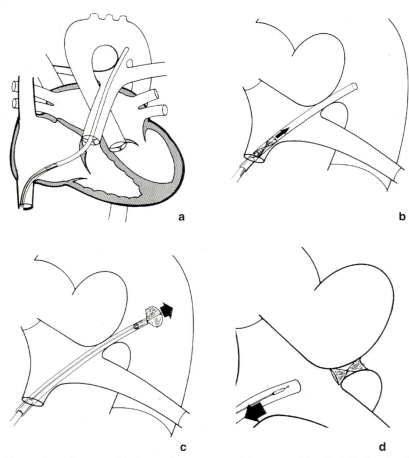

Abb. 8a–d. Duktusverschluß mittels venös eingeführtem Rashkind-Okkluder (nach BARD-Produktinformation)

Hämodynamische Messungen und Sedierung bzw. Anästhesie

Bei Kindern mit erhöhtem oder gar grenzwertigem Druck im kleinen Kreislauf ist eine möglichst exakte Bestimmung des Lungengefäßwiderstandes aus den Flußverhältnissen und den gemessenen Drücken in den beiden großen Arterien und beiden Vorhöfen notwendig, um die Operationsindikation festzulegen. Wird der Lungengefäßwiderstand fälschlicherweise zu niedrig berechnet, kann die Entscheidung für die korrigierende Operation fatale Folgen für den Patienten haben, wenn der Lungengefäßwiderstand trotz gegenteiliger Prognosen nach dem operativen Eingriff weiter progredient ansteigt. Umgekehrt führt ein zu hoch berechneter Lungengefäßwiderstand zum Ausschluß des Patienten von einer Operation, die ihn bei korrekter Bestimmung des Lungengefäßwiderstandes evtl. dauerhaft gerettet hätte.

Da die Berechnung neben den Druckmessungen auch auf den Messungen der O_2-Sättigung in den bestimmten Herz- und Gefäßabschnitten beruht, ist das Einhalten eines diesbezüglichen steady-state-Zustandes während der Untersuchungsdauer unerläßlich. Pressen, Husten, Hypo- und Hyperventilation des Patienten, häufige Herzfrequenz- und Blutdruckschwankungen, der Wechsel zwischen spontaner Raumluftatmung, zusätzlicher O_2-Zufuhr per Nasensonde oder gar die Intubation mit maschineller Beatmung während einer bereits begonnenen Untersuchung schließen eine erfolgversprechende Bestimmung dieser sensiblen Kreislaufparameter aus.

Wie erheblich der Einfluß der Atmung bzw. Beatmung auf die entsprechenden Untersuchungsergebnisse sind, ist in Tabelle 4 zusammengestellt. Bei einem 3 Monate alten intubierten Kind mit Trisomie 21 und komplettem AV-Kanal lag der Lungengefäßwiderstand bei 2,65 Exm². Bei einer kontrollierenden Untersuchung im Alter von 12 Monaten errechnete sich unter Spontanatmung ein Rp von 6,6 Exm². Eine Wiederholung der Untersuchung 2 Monate später unter Intubation und maschineller Beatmung erbrachte einen Lungengefäßwiderstand von 1,6 Exm². Die aufgrund anderer Umstände verzögerte Operation konnte ohne Probleme durchgeführt werden.

Wird der Patient mit erhöhter O_2-Zufuhr beatmet, kann der physikalisch gelöste Sauerstoff, der unter Raumluftbedingungen aufgrund seiner geringen Menge keine Rolle spielt, das Ergebnis der Fluß- und Shuntberechnungen nach dem Fickschen Prinzip so verändern, daß bei

Nichtbeachtung ein viel zu hoher Links-Rechts-Shunt und damit ein irreal niedriger Lungengefäßwiderstand errechnet wird [14] (s. Übersicht).

Tabelle 4. Herzkatheteruntersuchungen in der Pädiatrie: Spontanatmung, Intubation/Beatmung (M.A., CAVC, Trisomie 21).

HKU	mPa	mAo	SO_2PV	SO_2MVR	SO_2PA	SO_2Ao	Qp/Qs	Rp/Rs	Rp
3 Monate Intubation/ Beatmung	40 (8)	56 (12)	98	53	83	85	2,13	0,27	2,65 Exm^2
12 Monate Spontan- atmung	33–40 (6)	77 (7)	97	65	72	90	1,0	●	6,6 Exm^2 ●
14 Monate Intubation/ Beatmung	28 (14)	70 (7)	97	60	71	98	1,5	○	1,6 Exm^2 ○

	P		SO2

Herzkatheteruntersuchungen in der Pädiatrie

Qp-Berechnung: Einfluß des im Plasma gelösten O_2
O_2-Gehalt = HbO_2 + gelöste O_2

$\rightarrow$ 0,03 ml O_2/mm Hg in 1,0 l Blut

Beispiel:
VO_2 = 150 ml O_2/min
Hb = 12 g/dl
O_2-Kapazität = 163,2 ml/O_2/l
F_IO_2 = 100 %
PV = 100 %, pO_2 = 500 mm Hg   HbO_2   gel. O_2
PA = 95 %, pO_2 = 80 mm Hg $\rightarrow$ O_2-Gehalt = 163,2 + 15 = 178,2 ml O_2/l
                                $\rightarrow$ O_2-Gehalt = 155 + 2,4 = 157,5 ml O_2/l

ohne gelöstem O_2 $QP = \dfrac{150}{163,2-144} = 18,3$ l/min

mit gelöstem O_2 $Qp = \dfrac{150}{178,2-157,4} = 7,2$ l/min

Die Durchführung von Angiokardiographien zwischen den einzelnen Messungen kann das Ergebnis der hämodynamischen Studie wesentlich verändern, da die Angiokardiographie die Pumpfunktion des Herzens und die Kreislaufregulation im großen und kleinen Kreislauf zwar nur kurzfristig, aber sehr nachhaltig beeinflussen kann [8, 9].

Komplikationen während der Herzkatheteruntersuchung mit Angiokardiographie

Dem die Sedierung bzw. die Narkose durchführenden Arzt sollten die wichtigsten Komplikationen einer Herzkatheteruntersuchung mit Angiokardiographie, die unmittelbar im Katheterlabor erkannt und beherrscht werden müssen, geläufig sein (Tabelle 5) [1, 5, 6, 7, 8, 9, 10,14].

Einige Vorbemerkungen sind notwendig:

1) „Kein Kind ist zu krank, als daß nicht eine notwendige Herzkatheteruntersuchung mit Angiokardiographie durchgeführt werden könnte" [9]. Allerdings hat ein kritisch krankes, azidotisches und hypoxisches zentralisiertes Neugeborenes, das auf die entsprechende medikamentöse Behandlung *nicht* angesprochen hat, kaum eine Chance, eine ausgedehnte Herzkatheteruntersuchung mit Angiokardiographie zu überleben [8]. In diesen Fällen ist es sicher empfehlenswert, wenn irgend möglich auf die präoperative Herzkatheteruntersuchung zu verzichten und alle notwendigen Informationen für den Herzchirurgen mittels der Echokardiographie zu erarbeiten.

2) Die Sterblichkeit liegt für Kinder jenseits des 1. Lebensjahres heute unter 0,05 %, während sie für Neugeborene früher um 5 % lag. Dabei ist zu berücksichtigen, daß besonders heute die ausschließliche Todesursache „Herzkatheterismus" eher die Ausnahme sein wird und der Zustand des Kindes und der Schweregrad des Herzfehlers meist einen entscheidenderen Anteil an der Todesursache haben [1, 5, 8, 9].

3) Durch die Verbesserung der intensivmedizinischen Behandlung vor und während des Herzkatheters, v. a. durch die Duktusmanipulation mittels PGE_1 und durch die schon sehr exakte echokardiographische Vordiagnostik, ist es gelungen, das Risiko der Herzkatheteruntersuchung laufend zu verringern [8, 10].

4) Großzügige Indikationsstellung zur Intubation und Beatmung mit Sedierung bzw. Narkose bei kritisch kranken Neugeborenen und jungen Säuglingen hat nach unserer Erfahrung zum verringerten Risiko

Tabelle 5. Komplikationen bei Herzkatheteruntersuchung.

1. Vaskuläre Komplikationen	Spasmen, Thrombose, Dissektion, falsches Aneurysma, arteriovenöse Fistel
2. Thromboembolische Komplikationen	Systemisch: – zerebrovaskuläre Embolie – arterielle Embolie Pulmonal: – Embolie – Luftembolie
3. Kardiovaskuläre Verletzung	Perforation oder Einriß Endomyokardverletzung Ischämie oder Infarkt Verletzung einer AV- oder (v. a. retrograd) Taschenklappe
4. Herzrhythmusstörungen	Tachyarrhythmien AV-Block
5. Katheterprobleme	Abknicken des Katheters, Abriß des Katheters, der Einführungshülse oder (über die Punktionsnadel) des Führungsdrates, Ruptur oder Fehlfunktion eines Ballons Verknotung des Katheters Fixierung des Katheters
6. Lokale Komplikationen	Im Bereich der Einführungsstelle: – Blutung – Hämatom – Infektion
7. Systemische Kompliktionen	Pyrogene Reaktionen Sepsis oder Endokarditis
8. Auswirkungen der Kontrastmittelinjektion	Akutes Herzversagen Pulmonale hypertensive Krise Nierenversagen Hyperosmolarität Überschießende Diurese Anaphylaktischer Schock Hirnblutung bei Neugeborenen Reaktion aus der Sedierung/Narkose
9. Neurologische Komplikationen	
10. Strahlenbelastung	

erheblich beigetragen. So werden bei uns derzeit mehr als 90 % der Säuglinge und Kinder unter 6 Monaten bzw. mit einem Körpergewicht von weniger als 5 kg bei der Herzkatheteruntersuchung intubiert und beatmet.

Eine schwerwiegende Komplikation ist die Herz- oder Gefäßperforation mit der Gefahr des kritischen Blutverlustes und/oder der Herzbeuteltamponade. Für den Untersucher sind warnende Hinweise auf eine Perforation das Verschwinden der Druckkurve, die Unmöglichkeit, Blut zu aspirieren, und eine unerwartete oder ungewöhnliche Katheterlage [9]. Das rasche Erkennen dieser Komplikation und vor allem das Belassen des Katheters in situ können fatale Auswirkungen verhindern, da der perforierende Katheter in der Regel die Perforationsstelle weitgehend abdichtet. Kommt es zur Tamponade, kann die rasche Punktion des Herzbeutels mit Retransfusion des Blutes bzw. Bluttransfusion den Kreislauf wieder stabilisieren, so daß die Verlegung des Patienten in den herzchirurgischen Operationssaal und die notfallmäßige Thorakotomie in geordneten Verhältnissen ablaufen kann (Abb. 8???).

Schwerwiegende Herzrhythmusstörungen wie Kammerflimmern, anhaltendes Vorhofflattern, supraventrikuläre Tachykardie mit kritisch hoher Frequenz oder höhergradige SA- oder AV-Blockierungen sind selten. Sie werden in der Regel sofort erkannt und können (SVT, Vorhofflattern) häufig schon durch die Manipulation des Katheters beseitigt werden. Trotzdem muß die rasche Vornahme der Defibrillierung bzw. Kardioversion, das transvenöse Einbringen eines Stimulationskatheters über die bereits liegende Schleuse bei jeder Untersuchung möglich sein (Tabelle 6). Besonders schlecht werden bradykarde Herzrhythmusstörungen von Neugeborenen und jungen Säuglingen vertragen [1]. Sie sind nicht etwa nur ein elektrokardiographisches Ereignis, sondern häufig Ausdruck schwerwiegender kardiorespiratorischer Störungen (Herzperforation, Myokardversagen, Vagusreflex, Apnoe mit Hypoxie) [9].

Die intramurale Kontrastmittelinjektion verursacht dann keine größere Änderung der Hämodynamik, wenn die Menge klein war (Testdosis), und es nicht gleichzeitig zur Perforation in den Perikardraum gekommen ist. Auch wenn nur eine kleine Kontrastmittelmenge in den Perikardsack gelangt, die zunächst keinerlei erkennbare hämodynamische Auswirkung hat, bedarf der Patient für die nächsten 6 h einer besonders sorgfältigen Überwachung einschließlich echokardiographischer Kontrollen. Die evtl. hohe Osmolarität des Kontrastmittels kann zur vermehrten Flüssigkeitsabsonderung in den Perikardraum führen, so daß trotz des ursprünglich kleinen Extravasats eine Herzbeuteltamponade innerhalb der nächsten Stunden entstehen kann.

Patienten mit pulmonalem Hochdruck sind durch Kontrastmittelinjektion stark gefährdet, so daß hier eine besonders strenge Indikationsstellung notwendig ist [8]. Es kann zur akuten pulmonalen hypertensi-

Tabelle 6. Therapie von Herzrhythmusstörungen im Herzkatheterlabor. SVT, VT supraventrikuläre, ventrikuläre Tachykardie.

	Vorhof-flattern (Vorhof-flimmern)	SVT	VT	Kammer-flattern, Kammer-flimmern	AV-Block 2°/3° Sinus-bradykardie (-Block)
Digoxin (Lanitop, Novodigal) SD: Neugeb . 0,025–0,03 mg/kg KG, ält. Kinder 1 mg/m^2 KOF	+	+			
Propafenon (Rytmonorm) 0,5–1,0 mg/kg KG oder 0,2 mg/kg Kg alle 10 min (max. Dosis 2 mg)	+	++	+	+	
Verpamil (Isoptin) nicht < 1 J.) 0,1–0,2 mg/kg Kg, max. Dosis 5 mg	+	++			
Flecainid (Tambocor) 1 mg/kg KG nach 20 min 0,5 mg		+	+		
Ajmalin (Gilurytmal) 0,5 mg/kg KG		+			
Lidocain (Xylocain) 1 mg/kg KG			+	+	
Propranolol (Dociton) 0,05–0,1 mg/kg KG, PM		+			
Kardioversion 1–2 Ws/kg KG	+	++	++	++	
„overdrive pacing" ösophageal)		++			
Schrittmacher (transthorakal oder transvenös)					++

SVT, VT suprabentrikuläre, ventrikuläre Tachykardie

ven Krise mit kritischem Abfall des Systemdrucks kommen, die zum Tod eines solchen Patienten führen kann. Weniger dramatische Blutdruckabfälle können bei jeder Kontrastmittelinjektion auftreten. Zum Ende der Untersuchung, aber auch bei längeren Untersuchungen, führt die durch das hyperosmolare Kontrastmittel in Gang gesetzte forcierte Diurese zu einem erheblichen Flüssigkeitsverlust, der im Einzelfall eine kritische Hypotension verursachen kann. Eine entsprechende Änderung der Flüssigkeitszufuhr hilft, diese Komplikation zu vermeiden. Bei Patienten mit Fallot-Tetralogie oder ähnlicher Hämodynamik kann es während der Herzkatheteruntersuchung zur Auslösung eines schweren hypoxämischen Anfalls kommen, dem am besten mit Propranolol begegnet wird (Abb. 9).

Zusammenfassung

Die Auswahl der Methoden und die Handhabung von Sedierung und Narkose orientieren sich am Zustand des Patienten, an der Art des Herzfehlers und seines Schweregrades, an den örtlichen personellen und apparativen Voraussetzungen des Herzkatheterlabors und an den fachlichen Anforderungen, die mit der Durchführung der Narkose (Anästhesist) oder der tiefen Sedierung (Anästhesist, Kinderarzt und Kinderkardiologe mit intensivmedizinischer Erfahrung) verbunden sind. Nach unseren Erfahrungen ist besonders bei kritisch kranken Neugeborenen und Säuglingen die Intubation mit maschineller Beatmung und tiefer Sedierung bzw. Allgemeinanästhesie das absolut sicherste Verfahren, den Patienten bei einer Herzkatheteruntersuchung ruhigzustellen. Bei größeren und schon vor der Untersuchung als kooperativ erkennbaren Patienten wird eine leichte Sedierung ausreichend sein.

Abb. 9. Füllung des Perikardraumes mit Kontrastmittel nach Myokardperforation während einer Angiokardiographie

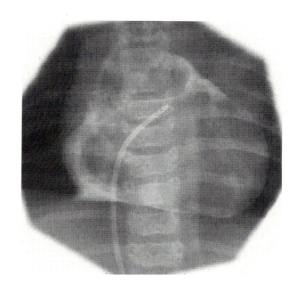

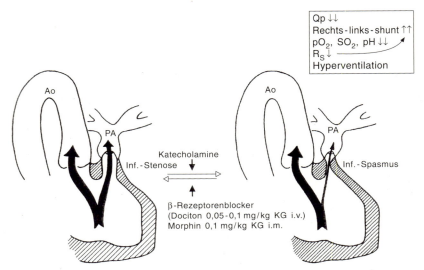

Abb. 10. Auslösung eines hypoxämischen Anfalles durch Infundibulumspasmus, Folgen und Behandlung mit Propranolol (schematische Abbildung). (Aus [12])

Literatur

1. Anderson RH, McCartney FJ, Shinebourne EA, Tynan M (1987) Cardiac catheterization and angiocardiography. In: Paediatric cardiology, vol. II. Churchill Livingstone, Edinburgh, vol. II
2. Anversa P, Olivetty G, Loud AV (1980) Morphometric study of early post natal development in the left and right ventricular myocardium of the rat: Hypertrophy, hyperplasia, and nucleation of myocyts. Circ Res 46: 495
3. Bernuth GV, Mühler E (1995) Echokardiographie versus Herzkatheterisierung in der präoperativen Diagnostik der angeborenen Herzfehler. In: Schumacher G (Hrsg) Bildgebende Verfahren in der Kinderkardiologie. Stuttgart, S 45–58
4. Castañeda AR, Jonas RA, Mayer JE, Hanley FL (1994) Anesthesia for cardio vascular surgery. In: Cardiac surgery of the neonate and infant. Saunders, Philadelphia, pp 55–64
5. Cohn HE, Freed MD, Hellenbrand WE, Fyler DC (1985) Complications and mortality associated with cardiac catheterization in infants under one year. Pediatr Cardiol 6: 123–131
6. Freedom RM, Culham JAG, Moes CAF (1984) Angiocardiography of congenital heart disease. MacMillan, New York
7. Neches WH (1991) The patient. In: Neches WH, Park SC, Zuberbuhler JR (eds). Perspectives in pediatric cardiology, vol III. Futura, Mount Kisco New York, pp 1–8, 185–202

8. Nihill MR (1990) Catheterization and angiography, in: Garson A Jr, Bricker JT, McNamara DG (eds). The science and practice of pediatric cardiology, vol II. Lea & Febiger, London, pp 946–967

9. Park SC (1991) Complications associated with cardiac catheterization. In: Neches WH, Park SC, Zuberbuhler JR (eds). Perspectives in pediatric cardiology, vol III. Futura, Mount Kisco New York, pp 203–214

10. Schumacher G, Bühlmeyer K (1989) Diagnostik angeborener Herzfehler, 2. Aufl. Perimed, Erlangen, S 103–118

11. Singer H (1988) Das Kind mit angeborenem (operiertem oder nicht-operiertem) Herzvitium – eine Übersicht. Anaesth Intensivmed 205: 362–373

12. Singer H (1989) Kardiale Notfallsituationen: Herzfehler. In: Singer H (Hrsg) Herzerkrankungen im Kindes- und Jugendalter. Perimed, Erlangen, S 30–51

13. Singer H (1994) Präoperative Echokardiographie versus Herzkatheteruntersuchung und Angiokardiographie bei angeborenen Herzfehlern. In: Blum U, Emde Jvd (Hrsg) Diagnostik und operative Behandlung kardialer Erkrankungen. Steinkopff, Darmstadt

14. Vargo TA (1990) Cardiac catheterization – hemodynamic measurements. In: Garson A Jr, Bricker JT, McNamara DG (eds) The science and practice of pediatric cardiology, vol II. Lea & Febiger, London, pp 913–945

Herzkatheteruntersuchungen aus anästhesiologischer Sicht

M. N. Schreiber

Etwa 0,8 % aller lebendgeborenen Kinder werden mit einem kongenitalen Vitium cordis geboren. Die Bandbreite der angeborenen Herzfehler umfaßt dabei morphologisch und pathophysiologisch einfach zu beschreibende Vitien, wie den persistierenden Ductus arteriosus Botalli und die Aortenkoarktation, aber auch komplexere Vitien wie die Fallot-Tetralogie oder beispielsweise das hypoplastische Linksherz. Für viele dieser Kinder verbessern sich heute Prognose und Lebensqualität dank der leistungsfähigeren Diagnostik, optimierter operativer Technik sowie der verbesserten postoperativen Intensivtherapie. Für die Diagnostik kongenitaler Vitien hat die Herzkatheteruntersuchung trotz verbesserter nichtinvasiver bildgebender Verfahren ihren festen Stellenwert behalten und gewinnt durch interventionelle Techniken neue Bedeutung (Rashkind-Manöver, Duktusverschluß, Klappensprengung, ASD-VSD-Verschluß, Duktusstent, Katheterablationen etc.). Die Herzkatheteruntersuchung sowie die dafür notwendige Analgesie und Sedierung wird in den meisten Kliniken von Kinderkardiologen durchgeführt. Immer kleinere und krankere Patienten sowie der steigende Anteil interventioneller Herzkatheteruntersuchungen mit ihrem höheren Aufwand veranlassen einen größer werdenden Teil der Kinderkardiologen, die Analgesie, Sedierung bzw. Anästhesie in die Hände ihrer anästhesiologischen Kollegen zu legen.

Herzkatheterlabor und Herzkatheteruntersuchung

Die diagnostische oder interventionelle Herzkatheteruntersuchung findet in aller Regel in einem Herzkatheterlabor statt, das für den Anästhesisten mit allen Nachteilen einer Außenklinik behaftet ist. Zusätzliche materielle oder personelle Hilfe ist nicht oder nur mit größerer zeitlicher

Verzögerung erhältlich. Der Zugang zum Patienten ist durch die biplane Röntgenanlage äußerst eingeschränkt und komplikationsträchtig. Die Kinder sind auf einem beweglichen Tisch gelagert, so daß Beatmungsschläuche, Monitorkabel sowie Infusionsleitungen penibel gesichert und kontinuierlich überwacht werden müssen. Die Arme der Kinder müssen kopfwärts gelagert werden. Hierbei ist an die Gefahr von Plexusläsionen zu denken. Ein großer Teil der Untersuchung findet bei abgedunkelter Beleuchtung statt.

Um ein aussagekräftiges Untersuchungsergebnis zu erhalten, ist der Kinderkardiologe auf eine stabile und möglichst unveränderte Hämodynamik angewiesen. Die Untersuchung sollte während Normoventilation und unbeeinträchtigter Oxygenation erfolgen (Einfluß auf PVR!). Bei beatmeten Kindern sollte die F_IO_2 möglichst niedrig und stabil sein. Sollte zur Untersuchung eine Phase der O_2-Atmung benötigt werden (Reagibilität der pulmonalen Strombahn?), so sollte die F_IO_2 während dieser Phase gleichbleibend hoch sein ($F_IO_2 = 1,0$). Der Erhalt der Körpertemperatur, eines normalen Blutzuckerspiegels sowie eine Normovolämie sind selbstverständlich. Zur Erhaltung der Körpertemperatur hat sich eine beheizte Wassermatte, großzügiges Zudecken, sparsame Desinfektion der Leistengegend (kein Flüssigkeitssee unter dem Kind) sowie beim sehr kleinen Kind das Bedecken des Kopfes (z. B. Plastikfolie, Mütze) bewährt.

Sowohl diagnostische als auch interventionelle Herzkatheteruntersuchungen weisen eine Reihe untersuchungsassoziierter Komplikationen auf:

Untersuchungsassoziierte Komplikationen

- Supraventrikuläre oder ventrikuläre Tachykardie,
- AV-Blockierungen,
- komplette oder partielle Ausflußbahnobstruktionen (z. B. Fallot-Tetralogie),
- Myokardperforation mit Gefahr der Perikardtamponade,
- myokardiale Depression durch Röntgenkontrastmittel,
- Blutungen

Klassische Interventionen wie Rashkind-Manöver bei der TGA (Perforation, Tamponade), Pulmonalisklappendilatation (Pulmonalisinsuffizienz) oder Dilatation einer Rekoarktation (Aortendissektion) sind mit wesentlich niedrigeren Komplikationsraten behaftet als neuere interventionelle Techniken wie Duktusverschluß, ASD- bzw. VSD-Verschluß [17,

20, 27, 33, 41, 42]. Laussen et al. [23] berichten von einer Serie von Patienten mit VSD-Verschluß, bei der 40 % Hypotensionen und 28 % Rhythmusstörungen erlitten. In der gleichen Serie mußte bei mehr als der Hälfte der Patienten Blut transfundiert werden, bei Kindern unter 10 kg im Mittel 25 ml/kg.

Pathophysiologie kongenitaler Herzfehler

Für die Planung und Durchführung von Narkosen im Herzkatheterlabor ist die Kenntnis der Pathophysiologie der kongenitalen Herzfehler unabdingbare Voraussetzung. Vereinfachend lassen sich die Herzfehler in 3 Kategorien einteilen:
1. einfache Shuntvitien,
2. komplexe Shuntvitien,
3. Obstruktionen/Insuffizienzen.

Die Abhängigkeit von Richtung und Shuntgröße bei einfachen Shunts wie z. B. dem Ventrikelseptumdefekt oder dem Vorhofseptumdefekt korrelieren direkt mit der Größe der Shuntöffnung. Die Beeinflussung des Shunts durch Veränderung des Verhältnisses von systemischem (SVR) zu pulmonalvaskulärem Widerstand (PVR) nimmt mit zuneh-

Tabelle 1. Einfache Shunts – Einteilung, Pathophysiologie und klinische Beispiele.

	Kleine Shunt-öffnung	Große Shunt-öffnung	Gemeinsame Kammer
Druckgradient	Groß	Klein	Kein Druckgradient
Richtung und Größe des Shuntflusses	Kaum abhängig von PVR/SVR	Abhängiger von PVR/SVR	Bidirektionaler Shunt
Beeinflußbarkeit des Shuntflusses	Kaum	Groß	Völlig abhängig von PVR/SVR
Beispiele:	Kleiner VSD, kleiner PDA Blalock-Taussig, kleiner ASD	Großer VSD/PDA, großer Waterston shunt	„single ventricle", Truncus arteriosus

mender Shuntöffnung zu. Eine völlige Abhängigkeit des Shuntflusses von PVR/SVR liegt bei Kindern mit single ventricle vor (Tabelle 1).

Bei komplexen Shunts, d. h. Shunts kombiniert mit obstruktiven Läsionen, ist die Größe des Shuntflusses und dessen Richtung weniger von PVR/SVR abhängig. Auch wenn beispielsweise der pulmonale Fluß bei Kindern mit Fallot'scher Tetralogie deutlicher vom Ausmaß der Ausflußbahnobstruktion abhängig ist, und einige Kinder mit Fallot'scher Tetralogie sind aus diesem Grund mit β-Blockern behandelt, als von der Veränderung der Widerstandsverhältnisse im kleinen bzw. großen Kreislauf (Tabelle 2), dürfen auch hier keine pulmonalvaskuläre Widerstandserhöhungen oder systemvaskuläre Widerstandserniedrigungen verursacht werden. Selbstverständlich wird man bei Fallot-Tetralogie – insbesondere zur Behandlung von „tet spells" – versuchen, den pulmonalvaskulären Widerstand zu senken (Hyperventilation, hoher F_IO_2) und den systemischen Widerstand hoch zu halten (Gabe von Vasopressoren, z. B. Phenylephrin; Aortenkompression). Auf die Erhaltung einer ausreichenden Preload muß ebenfalls geachtet werden.

Prävention und Behandlung von Zyanoseattacken („tet spells") bei Kindern mit Fallot-Tetralogie

---

Prävention
- Gute Prämedikation
- Gabe von β-Blockern,
- ausreichende Narkosetiefe,
- vermeide Hypovolämie.

Therapie
- Behebe Atemwegsobstruktionen,
- Hyperventilation mit $F_IO_2 = 1{,}0$,
- tiefe Sedierung bzw. Narkose,
- Phenylephrin 5–10 µg/kg,
- Esmolol 100–200 µg/kg min,
- Aortenkompression.

Die Veränderung pulmonalvaskulärer und systemvaskulärer Widerstände spielt in der Behandlung von Kindern mit einfachen und komplexen Shunts eine zentrale Rolle. Die einfachsten Maßnahmen zur Senkung des pulmonalvaskulären Widerstands sind ein effizientes Atemwegsmanagement, die Hyperventilation, die Vermeidung einer Azidose und ein hoher F_IO_2 (Tabelle 3). Eine medikamentöse Therapie pulmonalvaskulärer Widerstandserhöhung ist nach heutigem Kenntnisstand

Tabelle 2. Komplexe Shunts – Einteilung, Pathophysiologie und klinische Beispiele.

	Partielle Ausfluß-bahnobstruktion	Totale Ausfluß-bahnobstruktion
Druckgradient	Bestimmt durch Shuntöff-nung + Obstruktion	Bestimmt durch Shuntöffnung
Richtung und Größe des Shuntflusses	weitgehend fixiert durch Obstruktion	Unbeeinflußbar fixiert
	Shunt hängt kaum von PVR/SVR ab	Nur Shuntfluß
Beispiele	Fallot-Tetralogie, VSD + PS oder Koarktation	Trikuspidalatresie, Pulmonalatresie

Tabelle 3. Beeinflussung des pulmonalvaskulären Widerstandes.

Erhöhung des pulmonalen Gefäß-widerstands	Senkung des pulmonalvaskulären Gefäßwiderstands
Hypoxie	Hoher F_1O_2
Hyperkapnie	Hypokapnie
Azidose	Alkalose
Atelektasen	Normale FRC
Sympathikoadrenerge Stimulation	Blockierte sympathikoadrenerge Stimulation
Hoher Hämatokrit	Niedriger Hämatokrit
Überblähung	NO, vernebeltes PGI_2

lediglich mit inhalativer Applikation von NO möglich, wenngleich auch hier beachtet werden muß, daß es Nonresponder gibt [19, 21, 36, 37]. Mit der Vernebelung von PGI_2 eröffnet sich eine einfachere und weniger toxische Möglichkeit der pulmonalen Widerstandssenkung, wobei dieses Verfahren bis jetzt nicht ausreichend validiert ist. Alle anderen Substanzen, die zur medikamentösen Drucksenkung eingesetzt werden können, haben den Nachteil, daß sich ihre Wirkung auch im Bereich der systemischen Strombahn entfaltet und damit in aller Regel das Verhältnis PVR/SVR nicht ändern läßt [3, 19, 38, 43].

Veränderungen der Vorlast haben zum Teil erhebliche pathophysiologische Konsequenzen. Die Preload ist bei Herzfehlern wie der Fallot-Tetralogie, dem Truncus arteriosus, dem AV-Kanal, dem hypoplastischen Linksherz sowie bei allen kavopulmonalen Anastomosen und anderen hoch zu halten. Hier muß allerdings berücksichtigt werden, daß v. a. beim Neugeborenen und Säugling die ventrikuläre Compliance klein und damit das therapeutische Fenster bei Volumengaben gering ist. Die Kontraktilität sollte nach Möglichkeit nicht negativ beeinflußt werden. Eine Ausnahme hiervon sind Kinder mit TOF und überwiegender, schwerer infundibulärer Obstruktion, bei denen die Abnahme der Kontraktilität mit einer Abnahme des Rechts-links-Shunts verbunden ist.

Prämedikation

Im Rahmen der Prämedikationsvisite muß sich der Anästhesist durch Anamnese, klinische Untersuchung sowie den erhobenen technisch-diagnostischen Befunden (Blutbild, Elektrolyte, Kreatinin, Gerinnung, Thoraxröntgen, Echo und EKG) ein Bild über den Zustand des Kindes machen. Im Vordergrund steht hier die Beachtung der Symptome einer Herzinsuffizienz (mangelhafte Gewichtsentwicklung, Tachypnoe, Tachykardie, kalte und gräuliche Haut, verlangsamte Kapillarfüllzeit etc.) und die Häufigkeit, Dauer und Schwere einer Zyanose bzw. von Zyanoseattacken. Häufige pulmonale Infekte finden sich charakteristischerweise bei Kindern mit chronisch erhöhter pulmonaler Zirkulation (z. B. größerer Links-rechts-Shunt). Ist das Kind mit Digitalis, Diuretika, Antihypertensiva oder β-Blockern eingestellt, so sollte die Einnahme der Medikamente nicht unterbrochen werden. Ein mit Marcumar behandeltes Kind wird vor der Herzkatheteruntersuchung auf Heparin umgestellt.

In einem Gespräch mit dem behandelnden Kinderkardiologen sollte Klarheit darüber erlangt werden, aus welchem Grund die Herzkatheteruntersuchung durchgeführt wird und ob ggf. Interventionen geplant sind.

Die präoperative Nüchternheit ist auf ein Minimum zu beschränken (gute zeitliche Planung ist erforderlich, notfalls vorher Infusion legen).

Die Prämedikation soll eine sichere, ruhige und angstfreie Narkoseeinleitung gewährleisten. Die orale Prämedikation mit Benzodiazepinen (z. B. 0,5 mg/kg KG Midazolam p. o.) hat sich auch bei Kindern mit kongenitalen Vitien, die älter als 6 Monate sind, allgemein bewährt [25].

Narkosedurchführung

Monitoring

Bei Narkosen im Katheterlabor kommen die in der Kinderanästhesie üblichen Monitoringverfahren zum Einsatz. In aller Regel wird man allerdings beim nicht beatmeten Kind auf das präkordiale Stethoskop während der Untersuchungsdauer (zur Ein- und Ausleitung verwenden) verzichten müssen (biplanes Röntgen). Beim beatmeten Kind kommt ein Ösophagusstethoskop zum Einsatz. Die Kapnographie/Metrik ist auch im Herzkatheterlabor äußerst hilfreich, wenn man berücksichtigt, daß bei Kindern mit zyanotischen Herzfehlern der endtidale CO_2-Wert den p_aCO_2 zum Teil deutlich unterschätzt [2, 7]. Der Gradient bleibt jedoch während des Untersuchungszeitraums bei unveränderter pulmonaler und hämodynamischer Situation stabil, und somit ist der endtidale CO_2-Wert bei Kindern mit Rechts-links-Shunt als Verlaufsparameter von Nutzen. Die endtidale CO_2-Messung wird von uns auch bei Kindern in Spontanatmung mit Erfolg durchgeführt.

Anästhesieverfahren

Für keinen Herzfehler gibt es das spezifische Narkoseverfahren. Bereits seit Ende der 60er Jahre wird in sehr vielen Herzkatheterlabors Ketamin mit Erfolg als Anästhetikum bei Kindern eingesetzt (Coppel et al. 1972 [4]; Faithfull et al. 1971 [6]). Lebovic et al. [24] verglichen Ketamin/Midazolam mit Propofol zur Narkose im Katheterlabor und kamen zu dem Schluß, daß Kinder nach Propofolnarkosen eine etwas kürzere Aufwachzeit aufweisen, insbesondere dann, wenn aufgrund langer Untersuchungszeiten hohe kumulative Dosen von Ketamin angewandt werden mußten. In der Propofolgruppe dieser Untersuchung traten signifikant häufiger Blutdruckabfälle (MAP-Abfall > 20 %) auf, die jedoch keiner therapeutischen Intervention bedurften. Die Autoren kommen zu dem Schluß, daß bei hämodynamisch stabilen Kindern der Propofolsedierung der Vorzug zu geben sei. Rautiainen [35] berichtet von Herzkatheteruntersuchungen bei Kindern (Alter 6–21 Jahre) nach Fontanshunts in Spontanatmung. Diese Hochrisikokinder wurden nach Prämedikation mit Flunitrazepam mit Alfentanil „sediert" und atmeten spontan. Bei einem Kind mußte für kurze Zeit eine assistierte Beatmung durchgeführt werden. Die angewandte Alfentanildosen waren in dieser Untersuchung (ältere Kinder) deutlich niedriger (Einleitung 4 µg/kg und Erhaltung 10 µg/kg/h) als bei Untersuchungen an kleineren Kindern, bei denen Einleitungsdosen von ca. 20 µg/kg und Erhaltungsdosen von 30 µg/kg/h benötigt wurden (Rautiainen [34, 35]; Meretoja u. Rautiainen [28]). Zwei Untersuchergruppen (Greeley et al. [11] und Laishley et al. [22] fanden bei Kindern mit zyanotischen Vitien hinsichtlich verschiedener Einleitungsverfahren (Ketamin, Thiopental, Thiopental/Fentanyl, Fentanyl, Halothan) keine Unterschiede im Verhalten der O_2-Sättigung während der Einleitungsphase. Bei allen Kindern kam es zu einem Anstieg der SpO_2. Lediglich in der Halothangruppe wurde ein leichter Abfall des MAP festgestellt. Beide Autoren kommen zu dem Schluß, daß sich die untersuchten Einleitungsverfahren gleichermaßen gut bei Kindern mit zyanotischen Herzfehlern einsetzen lassen [11, 22].

Die Wahl des Anästhesieverfahrens richtet sich hauptsächlich nach dem geplanten diagnostischen/interventionellen Eingriff und der Beantwortung folgender Fragen:

1. Welche Folge hat die Veränderung des PVR?
2. Welche Konsequenz hat die Veränderung des SVR?
3. Welche hämodynamische Auswirkung hat die Veränderung der Vorlast?
4. Welche Konsequenzen hat eine Kontraktilitätsänderung?
5. Welche Auswirkungen haben Veränderungen der Herzfrequenz und des Herzrhythmus?
6. Welche hämodynamischen Konsequenzen hat eine IPPV/CPPV Beatmung?

Anhand dieser Fragen sowie der pharmakologischen Eckdaten unserer Anästhetika in den entsprechenden Altgruppen [8, 9, 10] läßt sich für jeden individuellen Fall die hämodynamische Reaktion (Veränderung des Shunts, Veränderung des pulmonalen Blutflusses, Veränderung des systemischen Flusses etc.) beim Einsatz spezieller Pharmaka mit großer Wahrscheinlichkeit vorhersehen. Nebenwirkungen können antizipiert und entsprechende Behandlungsstrategien zurechtgelegt werden. Je geringer die Erfahrung im Umgang mit Kindern ist, desto eher sollte eine i.v.-Einleitung nach guter Prämedikation und EMLA-Pflaster gewählt werden. Eine zur Narkoseeinleitung sehr sichere Substanz ist Ketamin. Ketamin führt bei kontrollierten Atemwegen nicht zum Anstieg des pulmonalvaskulären Widerstands [13] und zeichnet sich durch eine hämodynamische Wirkung aus, die häufig erwünscht ist (unveränderter oder leicht steigender systemisch vaskulärer Widerstand) [31]. Zur Narkoseaufrechterhaltung eignen sich in den allermeisten Fällen niedrigdosierte volatile Anästhetika (Opiatsupplementierung). Der Einsatz von Lachgas sollte mit dem Wissen erfolgen, daß u. U. vorhandene Luftbläschen vergrößert werden können (alle Shuntpatienten gefährdet). Beim Erwachsenen wurde beim Einsatz von Lachgas ein Anstieg des PVR gemessen [39]. Hickey et al. [14] untersuchten die Wirkung von Lachgas (50 %) auf den pulmonalvaskulären Widerstand bei Kindern mit normalem und erhöhtem Widerstand. Sie konnten zeigen, daß der Einsatz von Lachgas zu keiner Steigerung des pulmonalen Gefäßwiderstandes führt. Der Einsatz von N_2O sollte bei Kindern mit hohem PVR und schwer komprimierter myokardialer Funktion äußerst zurückhaltend erfolgen [32]. Eine Reduktion der MAC eines eingesetzten volatilen Anästhetikums sollte bei diesen Kindern besser über eine Supplementierung mit Opiaten erfolgen.

Der Einsatz von Opiaten bei Kindern mit kongenitalen Herzfehlern ist durch eine unbeeinträchtigte, stabile pulmonale und systemische Hämodynamik geprägt, und Opiate eignen sich in höherer Dosierung hervorragend dazu, Streßreaktionen zu unterdrücken [1, 12, 15, 16, 30]. Im Rahmen einer Herzkatheteruntersuchung wird man nur in Ausnahmefällen ein Hochdosisregime verwenden wollen und können, so daß Opiate lediglich zur Supplementierung von volatilen Anästhetika oder Sedierungen eingesetzt werden.

Wann immer möglich, sollte die Schmerzausschaltung mittels örtlicher Betäubung (durch den Kinderkardiologen) oder einer Kaudalanästhesie durchgeführt werden. Dies erlaubt eine flachere Sedierung bzw. Narkose.

Unser eigenes Vorgehen ist in Tabelle 4 zusammengefaßt. Es ist dadurch charakterisiert, daß beinahe alle Säuglinge und Risikokinder intubiert werden, bei fast allen Kindern bis ca. 25 kg eine Sakralanästhesie durchgeführt wird und bei älteren Kindern zunehmend die Propofolsedierung zur Anwendung kommt. Unsere Erfahrungen zeigen uns, daß der Einsatz einer Sakralanästhesie beim Herzkatheter deswegen von Vorteil ist, weil die Sedierungsdosen noch niedriger gewählt werden können als dies bei einer reinen Lokalanästhesie in der Leistenregion der Fall ist. Darüber hinaus profitieren unsere Kinderkardiologen von der Möglichkeit, in beiden Leistenregionen arbeiten zu können, ohne die Nachteile einer lokalen Infiltrationsanästhesie in Kauf nehmen zu müssen. Durch die Sakralanästhesie sind bei jüngeren Kindern keine hämodynamischen Veränderungen zu erwarten [5].

Tabelle 4. Verfahren der Sedierung und Narkose von Kindern zur Herzkatheteruntersuchung an der Universitätsklinik für Anästhesiologie Ulm.

Sedierungsgrad	Patientengruppe	Verfahren
Leichte Sedierung	Kooperative Kinder in kardiopulmonal gutem Zustand, ab Schulkinder	Midazolam titrierend, ggf. bis 12 mg/kg Ketamin + Lokalanästhesie
Tiefe Sedierung	Kinder >1 Jahr	Propofol kontinuierlich, Einleitung mit Ketamin, Sakralanästhesie
Anästhesie	Alle Interventionen Säuglinge alle Risikokinder	ITN/Ethrane + Sakralananästhesie
	Primär beatmete Kinder	Opiat/Benzodiazepin

Literatur

1. Barankay A, Späth P, Mitto P, Vogt W, Richter JA (1989) Sufentanil-N_2O/O_2-bzw. Halothan-N_2O/O_2-Anaesthesie bei Operationen an Säuglingen und Kindern mit angeborenen Herzfehlern. Anaesthesist 38: 391
2. Burrows FA (1989) Physiologic dead space, venous admixture, and the arterial to end-tidal carbon dioxide difference in infants and children undergoing cardiac surgery. Anesthesiology 70: 216
3. Bush A, Busst C, Both K (1986) Does prostacyclin enhance the selective pulmonary vasodilator effect of oxygen in children with congential heart disease? Circulation 74: 135
4. Coppel DL, Dundee JW (1972) Ketamine anaesthesia for cardic catheterisation. Anaesthesia 27: 25
5. Dohi S, Naito H, Takahashi T (1979) Age-related changes in blood pressure and duration of motor block in spinal anesthesia. Anesthesiology 50: 319
6. Faithfull NS, Haider R (1971) Ketamine for cardiac catheterisation – An evaluation of its use in children. Anaesthesia 26: 318
7. Fletcher R (1988) Invasive and noninvasive measurement of the respiratory deadspace in anesthetized children with cardiac disease. Anesth Analg 67: 442
8. Friesen RH, Henry DB (1986) Cardiovascular changes in preterm neonates receiving isoflurante, halothane, fentanyl, and ketamine. Anesthesiology 64: 238
9. Friesen RH, Lichtor JL (1982) Cardiovascular depression during halothane anesthesia in infants: a study of three induction techniques. Anesth Analg 61: 42
10. Friesen RH, Lichtor JL (1983) Cardiovascular effects of inhalation induction with isoflurane in infants. Anesth Analg 62: 411
11. Greeley WJ, Bushman GA, Davis DP, Reves JG (1986) Comparative effects of halothane and ketamine on systemic arterial oxygen saturation in children with cyanotic heart disease. Anesthesiology 65: 666

12. Hickey PR, Hansen DD (1984) Fentanyl- and sufentanil-oxygen.pancuronium anesthesia for cardiac surgery in infants. Anesth Analg 63: 117

13. Hickey PR, Hansen DD, Cramolini GM, Vincent RN, Lang P (1985) Pulmonary and systemic hemodynamic responses to ketamine in infants with normal and elevated pulmonary vascular resistance. Anesthesiology 62: 287

14. Hickey PR, Hansen DD, Strafford M, Thompson JE, Jonas RE, Mayer JE (1986) Pulmonary and systemic hemodynamic effects of nitrous oxide in infants with normal and elevated pulmonary vascular resistance. Anesthesiology 65: 374

15. Hickey PR, Hansen DD, Wessel DL, Lang P, Jonas RA (1985) Pulmonary and systemic hemodynamic responses to fentanyl in infants. Anesth Analg 64: 483

16. Hickey PR, Hansen DD, Wessel DL, Lang P, Jonas RA, Elixson EM (1985) Blunting of stress in the pulmonary circulation of infants by fentanyl. Anesth Analg 64: 1137

17. Hickey PR, Wessel DL, Streitz SL, Fox ML, Kern FH, Bridges ND, Hansen DD (1992) Transcatheter closure of atrial septal defects: Hemodynamic complications and anesthetic management. Anesth Analg 74: 44

18. Hickey PR, Wessel DL, Reich DL (1994) Anesthesia for treatment of congenital heart disease. In: Kaplan JA (ed) Cardiac anesthesia 3rd edn. Saunders, Philadelphoa/PA, pp 681–757

19. Ivy DD, Wiggins JW, Badesch DB, Kinsella JP, Kelminson LL, Abman SH (1994) Nitric oxide and prostacyclin treatment of an infant with primary pulmonary hypertension. Am J Cardiol 74: 414

20. Kerstein D, Levy PS, Hsu DT, Hordof AJ, Gersony WM, Barst RJ (1995) Blade balloon atrial septostomy in patients with severe primary pulmonary hypertension. Circulation 91: 2028

21. Kinsella JP, Neish SR, Shaffer E, Abman SH (1992) Low-dose inhalational nitric oxide in persistent pulmonary hypertension of the newborn. Lancet 340: 819

22. Laishley RS, Burrows FA, Lerman J, Roy WL (1986) Effect of anesthetic induction regimens on oxygen saturation in cyanotic congenital heart disease. Anesthesiology 65: 673

23. Laussen PC, Hansen DD, Perry SB, Fox ML, Javorski JJ, Burrows FA, Lock JE, Hickey PR (1995) Transcatheter closure of ventricular septal defects: Hemodynamic instability and anesthetic management. Anesth Analg 80: 1076

24. Lebovic S, Reich DL, Steinberg LG, Vela FP, Silvay G (1992) Comparison of propofol versus ketamine for anesthesia in pediatric patients undergoing cardiac catheterization. Anesth Analg 74: 490

25. Levine MF, Hartley EJ, Macpherson BA, Burrows FA, Lerman J (1993) Oral midazolam premedication for children with congenital cyanotic heart disease undergoing cardiac surgery: A comparative study. Can J Anaesth 40: 934

26. Lock JE, Keane JF, Mandell VS, Perry SB (1992) Cardiac catheterization. In: Nadas' pediatric cardiology. Hanley & Belfus, Philadelphia/PA

27. Malviya S, Burrows FA, Johnston AE, Benson LN (1989) Anaesthetic experience with paediatric interventional cardiology. Can J Anaesth 36: 320

28. Meretoja OA, Rautiainen P (1990) Alfentanil and fentanil sedation in infants and small children during cardiac catheterization. Can J Anaesth 37: 624

29. Moore RA, Nicholson SC (1993) Anesthetic care of the pediatric patient with congenital heart disease for noncardiac surgery. In: Kaplan JA (ed) Cardiac anesthesia, 3rd edn. Saunders, Philadelphia/PA, pp 1296–1323

30. Morgan P, Lynn AM, Parrot C, Morray JP (1987) Hemodynamic and metabolic effects of two anesthetic techniques in children undergoing surgical repair of acyanotic congenital heart disease. Anesth Analg 66: 1028
31. Morray JP, Lynn AM, Stamm SJ, Herndon PS, Kawabori I, Stevenson JG (1984) Hemodynamic effects of ketamine in children with congenital heart disease. Anesth Analg 63: 895
32. Murray D, Forbes R, Murphy K, Mahoney L (1988) Nitrous oxide: Cardiovascular effects in infants and small children during halothane and isoflurane anesthesia. Anesth Analg 67: 1059
33. Rashkind WJ, Mullins CE, Hellenbrand WE (1987) Non-surgical closure of patent ductus arteriosus: Clinical application of the Rashkind PDA occluder system. Circulation 75: 583
34. Rautiainen P (1991) Alfentanil infusion for sedation in infants and small children during cardiac catheterization. Can J Anaesth 38: 980
35. Rautiainen P (1992) Alfentanil sedation for cardiac catheterization of children with Fontan shunts. Can J Anaesth 39: 944
36. Roberts JD, Lang P, Bigatello LM, Vlahakes GJ, Zapol WM (1993) Inhaled nitric oxide in congenital heart disease. Circulation 87: 447
37. Roberts JD, Polaner DM, Lang P, Zapol WM (1992) Inhaled nitric oxide in persistent pulmonary hypertension of the newborn. Lancet 340: 818
38. Santak B, Schreiber MN, Kuen P, Lang D, Radermacher P (1995) Prostacyclin aerosol in an infant with pulmonary hypertension. Eur J Pediatr 154: 233
39. Schulte-Sasse U, Hess W, Tarnow J (1982) Pulmonary vascular responses to nitrous oxide in patients with normal and high pulmonary vascular resistance. Anesthesiology 57: 9
40. Schwartz AJ (1994) Congenital heart problems – in non-congenital surgery. In: ASA Refresher Course Lectures, Lecture 235
41. Sluysmans T, Neven B, Rubay J et al. (1995) Early ballon dilatation of the pulmonary valve in infants with tetralogy of Fallot. Circulation 91: 1506
42. Tynan M (1992) Transcatheter occlusion of persistent arterial duct – Report of the European Registry. Lancet 340: 1062
43. Wheller J, George BL, Mulder DG (1979) Diagnosis and management of postoperative pulmonary hypertensive crisis. Circulation 60: 164

Diskussion
zu den Beiträgen Singer und Schreiber

Frage

Ist es möglich, daß die im Rahmen einer Vollnarkose applizierten Anästhetika zu einer falschen Einschätzung des Herzvitiums führen?

Antwort

Sicher können Anästhetika über ihre direkte Wirkung auf die Gefäßwiderstände und die Inotropie zu Änderungen führen. Wesentlich wichtiger erscheint mir allerdings das Beatmungsregime: Zur Berechnung des pulmonalen Blutflusses und damit der Gefäßwiderstände spielt der physikalisch gelöste Sauerstoff bei normalen pO_2-Werten keine Rolle. Bei sehr hohen pO_2-Werten kann die Berechnung entscheidend beeinflußt werden, indem ein zu hoher Lungendurchfluß errechnet wird, der zur Berechnung eines zu niedrigen Lungengefäßwiderstandes führt. Ein durch die Beatmungssituation induzierter pO_2-Anstieg ist also unbedingt zu vermeiden.

Frage

Im Rahmen welcher sog. „normalen Kreislaufwerte" und Beatmungsparameter möchte der Kinderkardiologe die Kinder während der Herzkatheteruntersuchung haben?

Antwort

Der Blutdruck sollte für das Alter weder hyper- noch hypoton sein. Wichtig ist die Pulsfrequenz, wo ein Bereich zwischen 100 und 140/min zu optimalen Untersuchungsbedingungen führt. Besonders kritisch sind Frequenzen z. B. bei Neugeborenen über 180/min. Der arterielle pO_2 sollte um 80 mm Hg bei einer Sättigung von 96–100 % liegen bzw. den präoperativen Sättigungen des ruhigen (schlafenden) Kindes entsprechen. Die Ventilation sollte so eingestellt werden, daß ein p_aCO_2 von 35–40 mm Hg resultiert.

Frage

Wie ist das anästhesiologische Vorgehen bei Ballondilatation?

Antwort

Ballondilatationen können in einer Valium-Ketanest-Sedierung in Spontanatmung durchgeführt werden. Bei Kindern unter 5–10 kg wird diese interventionelle Maßnahme meist in Intubationsnarkose durchgeführt. Ältere Kinder erhalten sogar nur Valium. Unter diesem Regime ist es nie zu einer Schmerzreaktion bei Kindern gekommen, so daß davon auszugehen ist, daß die Ballondilatation per se keinen schmerzhaften Eingriff darstellt.

Allerdings muß gewährleistet sein, daß es bei der Positionierung des Ballonkatheters und der Durchführung der Dilatation nicht zu Lageänderungen durch Bewegungen des Patienten kommt.

Frage

Welche Möglichkeiten bestehen, um eine normale Ventilationssituation während der Herzkatheteruntersuchung sicherzustellen?

Antwort

Die Einstellung und Überwachung einer Normoventilation mittels endtidaler CO_2-Messung ist nur bei azyanotischen Vitien unproblematisch. Bei zyanotischen Vitien muß eine größere, nicht immer konstante Differenz zwischen endtidal gemessenem CO_2-Partialdruck und arteriellem p_aCO_2 berücksichtigt werden. Dagegen korreliert die transkutan gemessene CO_2-Konzentration gut mit dem arteriellen p_aCO_2.

Frage

Welchen Stellenwert hat die endtidale CO_2-Messung bei Herzkatheteruntersuchungen?

Antwort

Die endtidale CO_2-Messung wird in jedem Fall angewendet, um eine evtl. aufgetretene Luftembolie rechtzeitig erkennen zu können.

Frage

Welchen Vorteil sehen Sie in einer Sakralanästhesie im Gegensatz zu Lokalanästhesie der Leiste bei Herzkatheteruntersuchungen?

Antwort

Die Sakralanästhesie ist interventioneller als die Lokalanästhesie in der Leiste und bietet den Vorteil, daß vor allen Dingen bei kleinen Kindern beide Leisten so vorbereitet sind, daß eine Punktion möglich ist. Darüber hinaus wird von den Kinderkardiologen in Ulm die bessere Punktionsmöglichkeit durch das Fehlen des Infiltrationsvolumens geschätzt. Des weiteren liegt der Vorteil der Sakralanästhesie darin, daß diese Patienten mit weniger Sedativa auskommen. Wir haben in Ulm mit diesem Verfahren gute Erfahrungen gemacht.

Frage
Sehen Sie keine Kontraindikationen für die Sakralanästhesie darin, daß bei Herzkatheteruntersuchungen das Kind heparinisiert werden muß?

Antwort
Die Sakralanästhesie wird einzeitig angelegt („single shot"). Eine Heparinisierung wird nur durchgeführt, wenn arteriell eine Schleuse eingelegt wird, bei einer normalen Drucküberwachung erfolgt keine Heparinisierung.

Frage
Wird die Hämodynamik durch die Anlage einer Sakralanästhesie verändert?

Antwort
Die Gruppe um S. Dohi hat bereits 1979 (Anesthesiology) gezeigt, daß hämodynamische Veränderungen bei Kindern in der Altersgruppe unter 5 Jahren nicht zu erwarten sind. Die durch die Sakralanästhesie anzunehmende Sympathikolyse bewirkt keine hämodynamische Veränderung, wie dies auch unseren Erfahrungen aus anderen operativen Bereichen entspricht, in denen wir die Sakralanaesthesie ohne Flüssigkeits-/Volumenloading ohne hämodynamische Nebenwirkungen einsetzen.

Frage
In welcher Dosierung und mit welchen Zusätzen wird die Sakralanästhesie durchgeführt?

Antwort
Wir verwenden 0.2 %iges Bupivacain in einer Dosierung von 1–1,5 ml/kg KG. Diese relativ hohe Dosierung ermöglicht es uns, eine mittlere thorakale Ausbreitung der Sakralanästhesie zu erzielen und damit Sedativa einzusparen.

Frage
Wie werden Kinder nach Herzkatheteruntersuchungen postoperativ
überwacht?

Antwort
Normalerweise werden Kinder nach Herzkatheteruntersuchungen in einem Aufwachraum durch geschultes Personal überwacht und bei stabi-
lem Zustand auf die kinderkardiologische Station zurückverlegt. Handelt es sich um intensivpflichtige Patienten, werden sie direkt mit entsprechender Begleitung auf die Intensivstation zurückverlegt.

Kernspinuntersuchungen beim niedergelassenen Radiologen

J.-G. WULFF

Kernspintomographische Untersuchungen bei Kindern in der Praxis stellen eine Herausforderung für den beteiligten Anästhesisten dar, sollen hier doch die nachfolgend dargestellten Forderungen auf einen Nenner gebracht werden.

Anforderungen an Sedierungsverfahren in der Praxis

- Schlafender Patient (motorische Ruhigstellung)
- Gute Steuerbarkeit der Schlafdauer
- Keine Erweckbarkeit durch akustische Reize
- Straßenfähigkeit vor und nach der Untersuchung
- Größtmögliche Patientensicherheit
- MR-Kompatibilität aller Geräte im Magnetraum
- Geringer zeitlicher Aufwand
- Geringer apparativer Aufwand
- Geringe Kosten

Diese Anforderungen an die Methode lassen sich leider nicht in die Klassifikation der Sedierungstiefe der American Academy of Pediatrics einordnen.

Es wird ein Verfahren vorgestellt, welches zwischen der tiefen Sedation und der Narkose einzuordnen ist, da hierbei akustische Reize nicht zum Aufwachen führen, sehr wohl jedoch physische, wie z. B. Schmerzreize. Luftwegskontrolle und Schutzreflexe bleiben überwiegend erhalten.

Unter diesen Gesichtspunkten habe ich seit Februar 1992 in je einer Kernspintomographiepraxis in Hamburg und Lübeck 450 Patienten betreut und möchte Ihnen im folgenden Methode und Ergebnisse vorstellen.

Die von mir betreuten Kinder kamen zu 44 % von zu Hause, zu 56 % aus Hamburger oder auswärtigen Kliniken. Die Kinder wurden in der

Definition der Sedationstiefe (American Academy of Pediatrics)

Leichte Sedation („conscious sedation")
- Erhaltung protektiver Reflexe
- Volle Luftwegskontrolle
- Erweckbarkeit durch physische und akustische Reize

Tiefe Sedation („deep sedation")
- Teilweiser Verlust protektiver Reflexe
- Teilweise fehlende Luftwegskontrolle
- Keine unmittelbare Erweckbarkeit

Anästhesie („general anaesthesia")
- Kompletter Verlust protektiver Reflexe
- Komplett fehlende Luftwegskontrolle
- Völlige Bewußtlosigkeit

Praxis ambulant versorgt und gingen zu 100 % im Anschluß an die Untersuchung dorthin zurück, woher sie uns zugewiesen worden waren. Abbildung 1 zeigt die untersuchten Körperregionen. Die Verteilung der Fragestellungen ist nachstehend aufgeführt.

Indikationen

- Anfallsleiden
- Tumordiagnostik
- ICB, Hygrome, SHT
- Entwickungsrückstand
- ZNS-Entzündung
- Bewegungsstörungen
- Kopfschmerzen
- MMC, Hydrozephalus, „tethered cord"
- M. Recklinghausen
- Fehlbildungen

Abb 1. Untersuchte Körperregionen

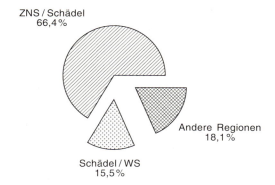

ZNS / Schädel
66,4 %

Andere Regionen
18,1 %

Schädel / WS
15,5 %

Methode

Die Kinder wurden bewußt nicht prämediziert. Die Ruhigstellung erfolgte durch eine Methohexitalinfusion. Die Kinder atmeten spontan, und zwar Raumluft. Das Monitoring erfolgte mittels Pulsoxymetrie und klinischer Beobachtung.

Zum Einsatz kam Methohexital als Mononarkotikum, hergestellt als 0,2 %iger Lösung in 50 ml 5 %iger Glukose. Diese Lösung wurde in eine 50-ml-Spritze aufgezogen, welche mit einem Dreiwegehahn versehen und über eine Perfursorleitung mit dem i. v.-Zugang des Kindes verbunden wurde. Seitlich wurde an dem Dreiwegehahn eine 1-ml-Spritze (Insulinspritze) angebracht. Nach altersentsprechender Nahrungskarenz, die individuell am Vortrag mit den Eltern oder der betreffenden Station telefonisch festgelegt wurde, erfolgte in einem geeigneten Vorbereitungsraum in den bereits liegenden oder unmittelbar vorher gelegten i. v.-Zugang die Injektion von 0,01 mg/kg KG Atropin, sodann der Anschluß des Infusionssystems. Nun wurde per Hand (bei größeren Kindern direkt aus der Perfusorspritze, bei Säuglingen fraktioniert über die Insulinspritze) das Methohexital innerhalb ca. 1 min injiziert bis zum Einschlafen, und zwar bereits im Untersuchungsraum, so daß sofort nach dem Einschlafen die Lagerung beginnen konnte. Die Aufrechterhaltung des Schlafzustandes erfolgte nun – nach Untersuchungsbeginn – durch wiederholtes Auffüllen der Insulinspritze aus der Perfusorspritze als Reservoir und anschließendem Injizieren der erforderlichen Methohexitalmengen.

Kurz vor oder unmittelbar bei Beendigung der Untersuchung wurde die Methohexitalzufuhr gestoppt, und die Patienten wachten in der Regel bereits auf, sobald sie zum Transport in den Ruheraum angefaßt wurden. Dort schliefen sie oft noch für 10–15 min weiter, waren danach jedoch meist so wach, daß die Begleitpersonen keinen Unterschied in der Vigilanz im Vergleich zum Zustand vor Beginn der Methohexitalzufuhr mehr feststellen konnten. Damit waren die Kinder entlassungsfähig. Nach Rückkehr in den häuslichen Bereich bzw. zur anfordernden Station, bei sehr langen Fahrzeiten ggf. auch nach 1 h durften die Kinder wieder trinken und essen.

Ergebnisse

Bei allen so behandelten Kindern ließ sich die gewünschte Untersuchung in dem erforderlichen Umfang und mit guter Bildqualität durchführen.

Die Untersuchungsdauer variierte zwischen 15 und 100 min, je nach untersuchten Körperregionen.

Gewichtsverteilung: Das Körpergewicht lag im Mittel bei ca. 13 kg mit einer Streubreite von 2–55 kg.

Altersverteilung (Abb. 2): 86 % der Kinder waren jünger als 6 Jahre, 11 % waren 6–10 Jahre alt und 3 % älter als 10 Jahre.

Abb. 2. Altersverteilung
(n = 450 Patienten)

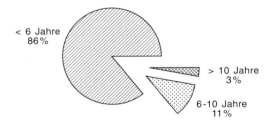

< 6 Jahre
86 %

> 10 Jahre
3 %

6-10 Jahre
11 %

Dosierung von Methohexital

Die erforderlichen Methohexitalmengen variierten sehr stark, und zwar sowohl hinsichtlich der Einschlafdosis als auch hinsichtlich der Erhaltungsdosis. Zum Einschlafen waren im Mittel 2,4 mg/kg KG Methohexital erforderlich (Streubreite 0,6–9,1 mg/kg KG); die Erhaltungsdosis betrug im Mittel 0,06 mg/kg KG × min). Bemerkenswert war die große Streuung hinsichtlich der Dosierung sowohl individuell in bezug auf Alter und Gewicht als auch im Hinblick auf Grunderkrankung, Begleitmedikation usw.

Methohexitaldosierung

- Initialdosis: 2,4 mg/kg kg (0,6–9,1 mg/kg KG)
- Erhaltungsdosis: 0,06 mg/kg KG/min (0,01 mg/kg KG/min bis 0,28 mg/kg KG/min)

Vitalparameter

Die Spontanatmung war in der Regel unbeeinträchtigt, lediglich in der Einschlafphase kam es bei Neu- und Frühgeborenen sowie bei Erwachsenen bei zu schneller Injektion zu einer flüchtigen und spontanen, innerhalb weniger Sekunden reversiblen Ateminsuffizienz.

Dies ist der Grund für die Forderung, bei der Methohexitalsedierung niemals ohne Pulsoxymetrie zu arbeiten! Bei 5,9 % aller Patienten war ein initialer Sättigungsabfall auf Werte unter 90 % Sauerstoff zu beobachten, welcher sich jedoch nach wenigen Sekunden jeweils spontan normalisierte.

Die Herzfrequenz war initial meist erhöht (durch Aufregung und Atropin i. v.), normalisierte sich jedoch im Laufe der Untersuchung.

Der Blutdruck wurde wegen des großen, im Magnetfeld erforderlichen Aufwandes nicht gemessen; aufgrund eigener Erfahrung mit der gleichen Methode bei CT-Untersuchungen wissen wir jedoch, daß keine relevanten Blutdruckschwankungen zu erwarten sind.

Die postnarkotische Überwachung erfolgte durch die bei jedem meiner MR-„Kindertage" anwesende Anästhesieschwester im Ruheraum bis zur Entlassung.

Nebenwirkungen

Die vom Methohexital bekannten Nebenwirkungen wie Singultus und motorische Unruhe fanden sich natürlich auch bei unseren Patienten. Derartige Ereignisse traten bei 27 % der Kinder auf. Einen initialen Singultus fand ich bei 9 % aller Kinder. Er dauerte meist nur wenige Minuten und erforderte lediglich in wenigen Fällen ein Abwarten bis zum Sistieren. In keinem Fall führte der Singultus zum Abbruch der Untersuchung.

Motorische Unruhe unterschiedlicher Ausprägung beobachteten wir bei 16 % aller Patienten. Der Charakter der Motorik zeigte ein buntes Bild: von der einmaligen Einzelzuckung einer Extremität über wurmförmige, langsame Bewegungsmuster bis hin zu heftigen, mehrere Extremitäten erfassenden, klonusartigen Massenbewegungen, die nach Dosissteigerung meist sistieren, gelegentlich jedoch auch dosisunabhängig bis zum Erwachen persistieren, ohne daß deshalb auch nur eine einzige Untersuchung abgebrochen werden mußte. Zu unerwünschtem Erwachen kam es bei 2 % aller Patienten. Ursache dafür war zumeist eine ungenügende Schlaftiefe zwischen 2 Untersuchungssequenzen. Bei Beginn der nächsten lautstarken Sequenz wachten die Kinder dann gelegentlich auf.

Husten- und Niesreiz führte ebenfalls regelmäßig zum Erwachen.

Die Patienten reagierten während der gesamten Untersuchungsdauer sehr empfindlich auf taktile bzw. Schmerzreize. Die Lagerung mußte deshalb sehr vorsichtig und gefühlvoll erfolgen. Gegen die Anwesenheit der Eltern während der Untersuchung ist nichts einzuwenden. Lediglich auf das Streicheln der Kinder während des Einschlafens sollten sie im Interesse einer unkomplizierten, raschen Schlafinduktion verzichten. Der unvermeidliche Lärm wurde von den Kindern im Methohexitalschlaf hingegen gut toleriert.

Methohexital führte nach Applikation der Einschlafdosis zu einer Reduktion des Muskeltonus, insbesondere im Rachenbereich. Zur Verhinderung einer dadurch bedingten Verlegung der Atemwege muß der Kopf möglichst weitgehend rekliniert oder die Untersuchung in Seitenlage oder zumindest Kopfseitenlage durchgeführt werden. Diese Lagerung verhindert darüber hinaus bei Kindern mit starkem Speichelfluß oder Infekten der oberen Luftwege das Zurückfließen von Speichel oder Sekret mit der Folge eines Laryngospasmus.

Hustenstöße ließen sich durch Methohexital erwartungsgemäß nicht unterdrücken, stellten jedoch keine Gefährdung der Kinder dar, da diese in der Regel aufwachten, wenn sie heftig husteten. Lästig war nur, daß in den meisten Fällen die jeweilige Untersuchungssequenz wiederholt werden mußte, da zu starke Bewegungsartefakte auftraten. Da nach bisherigen Erkenntnissen die MR-Untersuchung keine negativen Nebenwirkungen beinhaltet – im Gegensatz zur Röntgenuntersuchung –, spielt in dieser Hinsicht eine Sequenzwiederholung keine Rolle.

Vorgehen bei intubierten und/oder beatmeten Kindern: Auch diese Kinder konnten elegant und ohne großen personellen und maschinellen Aufwand bei gleichzeitiger großer Sicherheit in Methohexitalsedierung untersucht werden. Das Verfahren war das gleiche wie oben beschrieben. Zur Beatmung wurde ein Schlauchsystem mit metallfreien Ventilen und Schläuchen verwendet. Diese Anordnung bietet darüber hinaus die Möglichkeit der Applikation von Sauerstoff, ggf. auch eines definierten Sauerstoff-Luft-Gemisches.

Verträglichkeit des Verfahrens

Für die Schlafphase bestand eine vollständige Amnesie. Die Kinder fuhren nach Wiedererwachen mit dem fort, womit sie beim Einschlafen aufgehört hatten. An Einzelheiten der Untersuchung konnten sie sich nicht erinnern.

Eine Nachfrage nach Auffälligkeiten wie Übelkeit, Erbrechen usw. erfolgte telefonisch bei 59 % aller Kinder. Die Eltern zweier Kinder berichteten über Erbrechen, und zwar einmal abends nach der Rückkehr nach Hause und einmal am nächsten Tag. Die gerade im Vergleich zu Propofol wiederholt beschriebene, erhöhte Erbrechensrate nach Methohexital kann ich nach meiner Erfahrung nicht bestätigen, jedenfalls nicht bei Verwendung von Methohexital als Mononarkotikum.

Zusammenfassung

Die wichtigsten Punkte für eine gute steuerbare, sichere, effektive, zeitsparende Ruhigstellung sind:
1) Peinliche Sorgfalt bei der Auswahl alles dessen, was mit in den Untersuchungsraum genommen wird. Es dürfen nur zugelassene Geräte

eingesetzt werden; Münzen, Kugelschreiber, Heftklammern, Haarspangen, besonders Pflasterollen, Scheren etc. haben im MR-Raum nichts zu suchen. Metalltragende Atemventile müssen zugelassen und/oder auf ihre Funktionsfähigkeit in bzw. neben der Röhre getestet sein! Kredit- und sonstige Karten mit Magnetstreifen verlieren nach Aufenthalt im Magnetraum ihre Funktionsfähigkeit.

2) Die Anwesenheit des Anästhesisten ist im Untersuchungsraum direkt neben der Röhre erforderlich, um notfalls unverzüglich eingreifen zu können, und außerdem, um die erforderliche Schlaftiefe überprüfen und ggf. Methohexital supplementieren zu können.

3) Das geschilderte Verfahren läßt sich universell bei allen Fragenstellungen, bei jedem MR-Gerät und bei allen Vorschulkindern einsetzen. Es ist gut geeignet zur Ruhigstellung ambulanter wie stationärer Kinder bis hin zum beatmeten Intensivpatienten.

4) Der Einsatz des Methohexital für die Indikation „MR-Untersuchungen" sollte erfahrenen Anästhesisten vorbehalten bleiben, die diese Methode zuvor bei Untersuchungen in weniger „beschränkter" Umgebung, etwa bei CT- oder Szintigraphieuntersuchungen, trainiert haben.

5) Im Untersuchungsraum müssen unbedingt ein Beatmungsbeutel mit Masken geeigneter Größen und eine MR-fähige Absaugeeinrichtung vorhanden sein sowie die Möglichkeit, Sauerstoff zu applizieren. Für Notfälle müssen selbstverständlich das übliche Notfallinstrumentarium wie Laryngoskop, Endotrachealtuben etc. sowie die relevanten Notfallmedikamente vorgehalten werden.

Während der anästhesiologischen Versorgung der 450 Kinder, über die ich berichtet habe, war in keinem Fall die Verwendung des Laryngoskopes notwendig, jedoch gelegentlich die des Atembeutels.

Für jedes Kind wurde von den Eltern ein kinderadaptierter Narkosefragebogen ausgefüllt, der mit den Eltern besprochen wurde und sie aufklärte wie bei einer Narkose im üblichen Sinne.

Anästhesie zur Magnetresonanztomographie unter klinischen Bedingungen

W. Funk

Die Magnetresonanztomographie (MRT) gewinnt zunehmende Bedeutung bei der Diagnostik erworbener und konnataler Erkrankungen des kindlichen zentralen Nervensystems. Bei der Abklärung von Fehlbildungen und Tumoren anderer Organe wird immer öfter die MRT gegenüber der Computertomographie bevorzugt. Die hervorragende Bildqualität und fehlende Strahlenbelastung der MRT haben allerdings ihren Preis: Die Untersuchungszeiten sind um ein Vielfaches länger als bei der CT. Während der jeweils mehrere Minuten dauernden Untereinheiten der Untersuchung ist absolutes Stilliegen des Patienten erforderlich. Hinzu kommt eine erhebliche psychische Belastung durch die Enge des Untersuchungsraums und den Lärm, den das Gerät im Rahmen der Signalgewinnung erzeugt [6]. Mindestens eine tiefe Sedierung („deep sedation" [1]) ist daher bei kleinen und unkooperativen Kindern unumgänglich.

In den folgenden Abschnitten soll zunächst dargelegt werden, warum wir bei Säuglingen, Kleinkindern und auch bei älteren, behinderten Patienten zur MRT grundsätzlich eine Intubationsnarkose durchführen. Die Anästhetika können inhalativ oder intravenös appliziert werden. Die Steuerbarkeit der Narkose erscheint uns der wichtigste Gesichtspunkt bei der Auswahl des Verfahrens und der Anästhetika. Im Anschluß soll die notwendige und für den Betrieb im Bereich starker Magnetfelder geeignete Ausrüstung zum Monitoring und zur Beatmung beschrieben werden. Die geräteseitigen Voraussetzungen für eine sichere Intubationsnarkose lassen sich so gestalten, daß auch die Untersuchung schwerstkranker, intensivmedizinisch behandelter Kinder möglich wird [8].

Indikation zur Intubationsnarkose

Bei der Wahl des geeigneten Anästhesieverfahrens müssen mehrere Faktoren berücksichtigt werden:

1) *Die notwendige Immobilisation:* Eine vollständige Tomographie dauert je nach Indikation, untersuchtem Organsystem und Untersuchungstechnik zwischen 20 und 90 min. Sie ist in Einzelabschnitte gegliedert, die 2–20 min dauern und ein völliges Ruhighalten erfordern, da sonst die Bildqualität stark abnimmt. Für Stoffwechseluntersuchungen mittels Kernspinspektroskopie sind bis zu 30 min absolute Bewegungslosigkeit notwendig.

2) *Die Kooperativität des Patienten:* Sie ist in erster Linie vom Entwicklungsstadium und somit vom Alter der Kinder abhängig. Schulkindern läßt sich in der Regel der Untersuchungsablauf so gut erklären, daß sie die Lärmbelastung in der engen Röhre tolerieren. Eine Klaustrophobie oder geistige Behinderung schränken diese Möglichkeit allerdings stark ein. Kleinkinder und Säuglinge bedürfen schon wegen der erforderlichen Trennung von der Bezugsperson einer Sedierung. Der wirtschaftliche Betrieb des Großgeräts erzwingt zudem eine termingerechte und zügige Untersuchung, die oft nur unter Einschränkung eines kindgerechten bedächtigen Vorgehens möglich ist.

3) *Indikation und Vorerkrankung:* Typische Krankheitsbilder, die mittels der MRT abgeklärt werden, umfassen neben zerebralen Krampfanfällen, Entwicklungsverzögerungen oder Lähmungen vor allem Fehlbildungen des Schädels und/oder des ZNS sowie intrazerebrale Blutungen und Tumoren, Enzephalitiden und Liquorzirkulationsstörungen. Viele dieser Krankheitsbilder sind begleitet von Seh- und Hörstörungen, Retardierung, spastischen Paresen oder erhöhtem Hirndruck. Erkrankungen des Hirnstammes oder der Muskulatur beeinträchtigen die Atmung. Letzteres gilt auch für Tumoren in Thorax oder Abdomen.

4) *Sicherung von Atemwegen, Ventilation und Oxygenation:* Zu den angeführten krankheitsbedingten Einschränkungen von Respiration und Gasaustausch kommen die Nebenwirkungen der Sedativa. Eine tiefe Sedierung nach der oben zitierten Definition [1] geht mit dem partiellen oder vollständigen Verlust der Schutzreflexe einher. Die medikamentös erzeugte Bewußtlosigkeit beeinträchtigt zudem die Atemwege. Eine Verminderung des Atemantriebs ist bei vielen Sedativa/Hypnotika ebenfalls unvermeidlich. Die Oxygenation wird durch erhebliche Atelektasenbildung gestört, da im Tiefschlaf in Rückenla-

ge die „closing capacity" der kindlichen Lunge schnell die funktionelle Residualkapazität übersteigt.

5) *Steuerbarkeit der Sedierung:* Die Brauchbarkeit eines Medikaments zur Sedierung/Hypnose während einer meist ambulant durchgeführten Untersuchung steigt mit seiner Steuerbarkeit. Hier spielt neben dem Applikationsweg (Kriterien: Berechenbarkeit und Geschwindigkeit der Resorption) und der Elimination die Halbwertszeit der Wirkung eine zentrale Rolle. Allein schon aus diesem Grund halten wir Benzodiazepine (auch Midazolam) für ungeeignet. Aus Tabelle 1 ergeben sich klare Vorteile für die Inhalationsanästhetika und Propofol (dazu auch [3]). Narkosegase bedingen durch die Applikationsart eine Intubationsnarkose. Propofol bewirkt in den erforderlichen Dosen (6–10 mg/kg KG/h) [2] eine alveoläre Hypoventilation und Relaxierung der laryngealen Muskulatur und erfordert deshalb ebenfalls eine Intubation.

Aus der Zusammenschau dieser Gesichtspunkte folgt für uns, daß für MRT-Untersuchungen zumindest im Säuglings- und Kleinkindesalter die Intubationsnarkose das einzige Verfahren ist, das den heute üblichen Sicherheitsstandards der Anästhesiologie entspricht. Bei älteren und behinderten Kindern muß in jedem Einzelfall die geeignete, sichere Sedierungsmethode gefunden werden.

Tabelle 1. Halbswertszeiten (HWZ) verschiedener Anästhetika am Wirkort nach 2stündiger Zufuhr von ca. 1 MAC-Äquivalent. (Mod. nach [4])

Medikament	HWZ der Wirkung [min]
Thiopental	45
Ethomidat	28
Methohexital	16
Propofol	7
Isofluran	4

Narkoseführung

In unserer Klinik werden die Patienten bei Indikationsstellung und Ter-
minvergabe dem Anästhesisten vorgestellt. Bei Überweisung von außerhalb wird die Krankengeschichte telefonisch vorbesprochen. Der Über-
weisende informiert die Eltern über die Notwendigkeit einer Narkose;
die Aufklärung und Einwilligung erfolgt dann am Untersuchungstag
durch den Narkoseführenden. Falls dies erforderlich erscheint, erhalten
die Kinder 20–30 min vor Einleitung oral Midazolam (0,4 mg/kg KG).

Die Narkose wird in einem wie üblich ausgestatteten Vorbereitungsraum außerhalb des Magnetfeldes in Anwesenheit der Eltern in der Regel intravenös eingeleitet. Wir verwenden Thiopental (3–8 mg/kg KG)
sowie Atracurium (0,3–0,6 mg/kg KG). Die Intubation erfolgt mit größ-
enangepaßten Tuben ohne Cuff. Anschließend wird eine Magensonde
eingelegt. Atropin oder Opioide verwenden wir nur bei spezieller Indikation. Die Narkose wird dann als Isofluranmononarkose mit etwa 1
MAC endtidaler Konzentration in einem Sauerstoff-Luft-Gemisch (F_IO_2
= 0,35) fortgeführt. Kinder mit möglicherweise erhöhtem intrakraniel-
lem Druck erhalten statt Isofluran eine totale intravenöse Anästhesie
(TIVA) mit Propofol via Spritzenpumpe (6–15 mg/kg KG/h).

Bei den verwendeten Hilfsmitteln muß auf die Vermeidung von ferromagnetischen und elektrisch leitenden Materialien geachtet werden. Gefahr droht nicht nur durch die Anziehungskraft des permanent einge-
schalteten Magneten, der Eisenteile mit großer Kraft in die Untersuchungsröhre zieht (Scheren, Infusionspumpen, Sauerstofflaschen).
Kleinere ferromagnetische Teile (i. v.-Zugang, Feder im Cuffblocker des
Tubus, Farbstoff im braunen Pflaster) stören die Bildqualität erheblich.
Energieabsorption aus dem Hochfrequenzfeld, das zur Signalerzeugung
verwendet wird, kann zu erheblicher Erwärmung der Umgebung leiten-
der Materialien oder metallischer Implantate führen: Metallische EKG-
Kabel, Röntgenkontraststreifen an Magensonden, Temperatursonden an
Blasen- und Thermodilutionskathetern und ähnliches sollten deshalb
vermieden werden. Dies erfordert bei intensivmedizinisch betreuten
Kindern eine sorgfältige Vorbereitung noch auf der Station.

Ist die gewünschte Narkosetiefe erreicht und sind Atmung sowie
Kreislauf stabil, werden die Patienten in den Untersuchungsraum gebracht und mittels der unten beschriebenen Geräte unter Isofluran-
oder Propofolmonoanästhesie weiter betreut. Die Narkoseausleitung erfolgt dann wieder im Vorbereitungsraum. Anschließend werden die
Kinder im Aufwachraum weiter beobachtet, bis die Verlegung auf Sta-

tion oder die Entlassung nach Hause aufgrund klinischer Kriterien vertretbar erscheint. Feste Zeitgrenzen benutzen wir dabei nicht. Die Mehrzahl der Kinder kann jedoch bei der angegebenen Narkosetechnik nach ca. 2 h verlegt werden.

Monitoring

Da ein direkter Patientenkontakt unter den speziellen Untersuchungsbedingungen nicht möglich ist, ist ein umfassendes Monitoring sedierter oder anästhesierter Kinder notwendig. Mögliche Wechselwirkungen zwischen dem Kernspintomographen und Narkose- sowie Überwachungsgeräten bedingten in der Vergangenheit oft nichtakzeptable Einschränkungen der Sicherheit vor allem intensivmedizinisch betreuter Patienten während der MRT. Inzwischen bieten viele Hersteller Geräte an, die speziell für dieses Einsatzgebiet geprüft und zugelassen sind. Die Plazierung der Geräte ist von der lokalen Stärke des Magnetfelds abhängig, die mit dem Abstand und mit der Qualität der Abschirmung des jeweiligen Untersuchungsgeräts variiert. Welche Magnetfeldstärke die Funktion eines bestimmten Monitors nicht mehr beeinträchtigt, ist vom Hersteller angegeben und sollte im Einzelfall ermittelt werden. Generell wird vom TÜV ein Abstand von 1,5 m oder eine Feldstärke von weniger als 8 mT (80 Gauss) als sicher angesehen. Auch eine momentane Überschreitung dieser Feldstärke kann zum Funktionsausfall führen, da EPROMs oder magnetisch gespeicherte Software gelöscht werden können. Viele Hersteller sehen daher eine Aufstellung des Monitors außerhalb des Untersuchungsraums vor, wo Feldstärken unter 1 mT zu erwarten sind. Die folgende Auflistung ist beispielhaft zu verstehen, da ständig weiterentwickelt wird und besonders US-amerikanische Firmen eine Vielzahl von Alternativen anbieten.

Pulsoxymetrie

Nahezu alle Sensoren liefern heute zufriedenstellende Signale. Bei der Umsetzung elektrischer Signale in Licht senden sie allerdings ein HF-Signal aus, das mit der Bildgebung interferiert. Auch müssen die Verbindungskabel bei Durchtritt durch die Abschirmung des Untersuchungsraums speziell abgeschirmt werden. Weiterhin können die Kabel bei schleifenförmiger Konfiguration durch Erwärmung den Patienten schädigen. Abhilfe schaffen hier die allerdings sehr kostspieligen Sensoren auf der Basis von Glasfaserkabeln, die z. B. von den Herstellern Datex, Invivo Research Inc. oder Nonin angeboten werden.

EKG

In der Regel ist eine Dreikanalableitung geräteseitig vorgesehen, da manche Untersuchungen EKG-getriggert erfolgen. Dabei werden metallfreie Elektroden und Karbonfaserkabel verwendet. Die Qualität dieser Ableitungen ist stark von der Lage der Ableitungspunkte im Magnetfeld abhängig und läßt vor allem bei kleinen Patienten zu wünschen übrig. Das derzeit einzig störungsfreie EKG liefert Invivo Research Inc., deren Produkt mittlerweile von allen MRT-Herstellern zu Triggerung der Untersuchungen zugelassen ist.

Blutdruck

Zur nichtinvasiven Blutdruckmessung eignet sich die oszillometrische Methode, wobei die Druckleitungen in Rücksprache mit den Herstellern (Datex, Critikon) verlängert werden können. Dabei sind Kunststoffkonnektoren zu verwenden. Bei sehr kleinen Manschetten treten manchmal Software-Probleme auf, bei denen die erhöhte Compliance des Schlauchsystems in Relation zum kleinen Manschettenvolumen als Leckage mißdeutet wird. Invasive Druckmessungen (arteriell, zentralnervös, intrakraniell) sind nach Verlängerung der Druckleitungen mit geeigneten Materialien möglich. Die compliancebedingten Meßfehler sollten jeweils während des Aufbaus der Verlängerung ermittelt werden. Abgeschirmte elektrische Verbindungen aus dem Meßraum sind derzeit nicht erhältlich. Falls sie nicht bauseitig vorgesehen sind, muß der Monitor im Untersuchungsraum aufgestellt oder die Druckleitung nach außen geführt werden.

Kapnometrie und Narkosegasmessung

Beide werden bei Inhalationsnarkosen im Säuglings- und Kleinkindesalter grundsätzlich gefordert. Geeignet ist wegen der Beeinträchtigung durch das Magnetfelkd nur das Nebenstromprinzip [Datex, Invivo (jedoch ohne NG) u. a.]. Der zusätzliche Totraum im Schlauchsystem sollte dabei möglichst klein (Spezialküvetten) gehalten werden. Mittels Seitenstromspirometrie (s. unten) zeigt sich, daß auch Ansaugraten von 200 ml/min nicht zu negativen Atemwegsdrucken führen. Allerdings ist bei sehr kleinen Zugvolumina mit einer Frischgasbeimischung zu rechnen, die zu geringfügig falsch-niedrigen Meßwerten führt. Der zeitliche Verlauf der Meßwerte der Kapnometrie wird durch die Schlauchverlängerungen abgerundet; die Absolutwerte sind aber bei Verwendung des zugelassenen Schlauchmaterials richtig [7].

Spirometrie

Trotz aller Verbesserungen der Beatmungsgeräte besteht v.a. wegen der unbekannten Compliance der Schlauchverbindungen Unsicherheit bezüglich der effektiven Beatmungsdrucke und -volumina. Abhilfe schafft hier die Seitenstromspirometrie direkt am proximalen Tubusende: Mittels Messung von zwei Drücken vor und in einer Stenose bekannter Geometrie (Staudruck) können bei Atemzügen über 15 ml in- und exspiratorische Tidalvolumina und andere Beatmungsparameter errechnet werden (Datex Capnomac Ultima SV, Pädiatrieerweiterung).

Temperatur

Eine punktuelle Messung vor und nach der Untersuchung erscheint ausreichend, da die Patienten gut abgedeckt werden können und durch die Energiezufuhr der HF-Strahlung erwärmt werden. Diese Energiezufuhr wird vor der Untersuchung durch das Gerät abgeschätzt und auf vertretbare Mengen beschränkt. Zur Früherkennung einer malignen Hyperthermie kann die Kapnometrie zusammen mit der Spirometrie eingesetzt werden.

Komplettsysteme

Wir verwenden derzeit neben dem geräteseitigen EKG einen Capnomac Ultima SV mit Glasfaserpulsoxymeter und Seitenstromspirometrie (Datex) und einen Dinamap (Critikon). Invasive Drucke messen wir mit einem Transportmonitor der Firma Siemenes (Serie 600) im Untersuchungsraum. Seit Anfang 1994 bietet die Firma Invivo Research Inc. ein Komplettsystem mit einem übersichtlichen Zentralmonitor an, das am besten bereits in der Planungs- und Bauphase integriert werden sollte. Eine Messung invasiver Drucke ist damit derzeit noch nicht möglich, Messungen der Narkosegaskonzentration oder der Beatmungsparameter sind nicht geplant.

Beatmungs- und Narkosegeräte

In den ersten Jahren der MRT war die Beatmung nur mit offenen Systemen manuell oder mit außerhalb der Untersuchungsräume stationierten Beatmungsgeräten und langen Schläuchen möglich [5]. Wegen des hohen kompressiblen Volumens und der Schlauchcompliance konnten die effektiven Beatmungsparameter nur geschätzt werden. Heute stehen mehrere Geräte zur Verfügung, die in Kombination mit Kapnometrie (und patientennaher Spirometrie) eine sichere Narkosebeatmung gewährleisten.

Pneumatische Transportbeatmungsgeräte (Dräger: Oxylog, Pneupac: Ventipac) mit metallfreiem Ventil und langen Schläuchen niedriger Compliance (z. B. Ulmer Kinderschläuche aus Silikon, 3 × 1,50 m) stellen eine einfache, aber zuverlässige Ventilation sicher. Eine Narkosegaszufuhr scheidet allerdings aus.

Speziell für die MRT hat Dräger am Narkosegerät Titus alle ferromagnetischen Teile ersetzt. Das Kreisteil kann ebenfalls mit Ulmer Schläuchen auf 4–5 m verlängert werden. Entsprechende Schläuche werden von einigen Herstellern auch fertig angeboten (Diskonnektionsgefahr gebannt). Der Titus erlaubt Inhalationsnarkosen auch mit Lachgas. Die Beatmung ist jedoch wenig differenziert und daher für pulmonal vorerkrankte Patienten ungeeignet. Wie auch bei den Transportbeatmungsgeräten ist ein Tidalvolumen von unter 50 ml nicht möglich, so daß die Geräte für die Anästhesie von Säuglingen, Neu- und Frühgeborenen ausscheiden.

Hierfür und für Intensivpatienten hat sich bei uns der Ventilator Servo 900C von Siemens bewährt, der für Anästhesiezwecke um eine Handbeatmungsmöglichkeit und einen Gasmischer erweitert wurde. Außerhalb der bei uns etwa 80 cm von der Geräteöffnung entfernen 20-mT-Linie funktionieren Ventile und Flowmeter einwandfrei. Einzig die

Drehspulinstrumente der Analoganzeige für Druck und Volumen können bei ungünstiger Lage im Magnetfeld geringe Fehler aufweisen. Das Gerät ist für die Anwendung bauartzugelassen. Die Narkosegaszufuhr erfolgt allerdings im für Beatmungsgeräte typischen offenen System, was bei schweren Patienten schnell erhebliche Kosten verursacht.

Infusions- und Spritzenpumpen, Defibrillatoren

Der Betrieb von Infusions- und Spritzenpumpen im Untersuchungsraum ist mit entsprechender Verlängerung durch druckfeste Leitungen möglich. Bei Netzbetrieb (und damit Akku-Ladung) sind allerdings Interferenzen mit der Bildgebung möglich. Außerhalb einer Magnetfeldstärkelinie von 20 mT sind die Förderraten exakt (eigene Messungen mit Geräten der Firma Braun Melsungen). Vorsicht ist geboten bei weiterer Annäherung an den Magneten vor allem wegen eines möglichen Löschens der Programminformationen (EPROM). Fehler in der Einschalttestroutine nach versehentlicher Überschreitung der kritischen Magnetfeldgrenze zwingen zum kostspieligen Austausch der EPROMs. Der Einsatz von Defibrillatoren z. B. der Firma Physiocontrol (Lifepak 5, Lifepak 10) in unmittelbarer Nähe des Magneten ist möglich [7]. Um eine Anziehung des Geräts sicher auszuschließen, wird eine Verlängerung der Zuleitungen zu den Elektroden empfohlen.

Räumliche und personelle Ausstattung

Zur sicheren und zügigen Durchführung von Narkosen in der MRT ist ein separater Ein- und Ausleitungsraum in unmittelbarer Nähe des Untersuchungsraums sinnvoll, in dem Einflüsse des Magnetfelds keine Bedeutung mehr haben. Die Anästhesie kann hier mit dem gewohnten Material (Laryngoskope, Magill-Zange, Schere u. a.) und Monitoring so lange geführt werden, bis alle Vitalparameter stabilisiert sind. Erst dann sollte eine Umlagerung in den Untersuchungsraum erfolgen, da dort rasche Interventionen schwierig sind. Diese Einteilung erlaubt zudem ein überlappendes Arbeiten ohne Einbuße an Sicherheit.

Hierfür ist allerdings ein zweites Anästhesieteam (Arzt und Fachpflegekraft) notwendige Voraussetzung. Der in mehreren Arbeiten (z. B.

[5]) auch für die Versorgung eines Patienten geforderte 2. Anästhesist ist
bei der oben geschilderten Einrichtung zwar wünschenswert, aber nicht
zwingend, da mit dem geschilderten Monitoring das Verbleiben eines
Mitarbeiters im Untersuchungsraum überflüssig wird.

Literatur

1. American academy of pediatrics/Committee on Drugs (1992) Guidelines for
   monitoring and management of pediatric patients during and after sedation for
   diagnostic and therapeutic procedures. Pediatrics 89: 1110–1115
2. Frankville DD, Spear RM, Dyck JB (1993) The dose of propofol required to
   prevent children from moving during magnetic resonance imaging. Anesthesiology 79: 953–958
3. Hannallah RS, Britton JT, Schafer PG, Ramesh IP, Norden JM (1994) Propofol
   anaesthesia in paediatric ambulatory patients: a comparison with thiopentone
   and halothane. Can J Anaesth 41: 12–18
4. Henthorn TK: Pharmacokinetics of intravenous induction agents (1994) In:
   Bowdle TA, Horita A, Kharash ED (eds) The pharmacologic basis of anesthesiology. Churchill Livingstone, New York, pp 307 ff
5. Hipp R, Nußer H, Eisler K, Tempel G, Kolb E (1987) Anästhesie bei der Kernspintomographie (MRT). Anästhesist 36: 19–22
6. Nixon C, Hirsch NP, Ormerod IEC, Johnson G (1986) Nuclear magnetic resonance: Its implications for the anaesthetist. Anaesthesia 41: 137–137
7. Peden CJ, Menon DK, Hall AS, Sargentoni J, Whitwam JG (1992) Magnetic
   resonance for the anaesthetist, Part II: Anaesthesia and monitoring in MR units.
   Anaesthesia 47: 508–517
8. Tobin JR, Spurrier EA, Wetzel RC (1992) Anaesthesia for critically ill children
   during magnetic resonance imaging. Br J Anaesth 69: 482–486

Diskussion
zu den Beiträgen Wulff und Funk

Frage

Kernspinuntersuchungen sind sowohl in Sedierung als auch in Intubationsnarkose möglich. Welche zusätzlichen Überlegungen sprechen für das eine oder andere Verfahren?

Antwort

Ganz entscheidend hängt die Sedierung bzw. die Narkose von der erforderlichen Bildqualität ab: Spezielle Fragestellungen, wie z. B. der Nachweis einer kleinen Hirnstammblutung oder Stoffwechseluntersuchungen, machen eine bis zu 30 min andauernde absolute Immobilisation notwendig und sind damit in aller Regel nur mit einer Intubationsnarkose zu erreichen. Hier ist also bereits im Vorfeld eine enge Kooperation mit dem Untersucher notwendig,

Frage

Ist der Einsatz der Larynxmaske eine Alternative für die Narkose im Kernspintomographen?

Antwort

Die Larynxmaske besitzt manchmal in ihrem Ventil eine kleine Metallfeder, die bereits Bildstörungen verursacht. Zudem ist die Larynxmaske nur mit Schwierigkeiten sicher zu fixieren und sollte dort nicht eingesetzt werden, wo man den Luftweg nicht unter unmittelbarer Kontrolle hat, wie dies im NMR die Regel ist.

Frage

Ist zur NMR-Untersuchung eine Sedierung mit kontinuierlicher intravenöser Propofolapplikation möglich?

Antwort

Propofoldosierungen, die eine absolute Immobilisation zur Folge haben, führen in jedem Fall zu einem transkutan gemessenen CO_2-Anstieg: Bei 8 mg/kg KG Propofol erreicht man transkutan gemessene CO_2-Werte von 50 mm Hg, bei 10 mg/kg KG bereits 60 mm Hg. In diesen Fällen ist sicher eine Intubation mit entsprechender Ventilation günstiger.

Diagnostische und interventionelle neuroradiologische Verfahren bei Kindern: Anforderungen an die Anästhesie

W. J. Huk

Mit der Entwicklung der modernen bildgebenden Verfahren, v. a. der Computertomographie (CT) und der magnetischen Resonanztomographie (MRT), wurde es möglich, auf nichtinvasive Weise diagnostische Informationen zu gewinnen, die bereits beim ambulanten Patienten therapeutische Entscheidungen erlauben. Dies ist besonders auch im Kindesalter für die Abklärung von Erkrankungen des Zentralnervensystems von großem Vorteil. Da die Patienten aber auch für diese Untersuchung für einen mehr oder weniger langen Zeitraum ruhig liegen müssen, sind bei Kindern, die aus verschiedenen Gründen nicht kooperativ sein können, anästhesiologische Maßnahmen erforderlich, damit eine artefaktfreie, aussagekräftige Bildqualität gewährleistet ist. Notwendig ist die anästhesiologische Hilfe natürlich auch für die weiterhin eingesetzten invasiven, diagnostischen Verfahren und die interventionellen Maßnahmen zur Behandlung intrakranieller Erkrankungen. Tabelle 1 enthält eine Auflistung der gegenwärtig in der Neuroradiologie eingesetzten nichtinvasiven und invasiven Verfahren.

Tabelle 1. Diagnostische und interventionelle Maßnahmen in der Neuroradiologie.

Nichtinvasiv	Invasiv
– Röntgennativaufnahme	– Angiographie
– Computertomographie (CT)	– Zisternographie (KM)
– Magnetische Resonanztomographie (MRT)	– Embolisation
	– Thrombolyse
	– (Biopsie)

Die Aufgaben der Anästhesie bei der Durchführung dieser Maßnahmen bestehen:
- in der Ruhigstellung des Patienten für die Dauer der Maßnahme bzw. der Bilderzeugung
  a) zur Erreichung einer optimalen Bildqualität,
  b) um durch Vermeidung von Wiederholungsuntersuchungen die Strahlenbelastung möglichst gering zu halten;
gleichzeitig sollen
- untersuchungsbedingte Schmerzen beseitigt und
- die Angst vor der Untersuchung als Ursache einer Bewegungsunruhe behoben werden.

Dabei kann es je nach Art der Untersuchung erforderlich sein, daß der Patient während der Maßnahme neurologisch kontrollierbar bleibt.

Folgende Überlegungen helfen abzuschätzen, welche Anforderungen im Einzelfall an die Anästhesie zu stellen sind:
- Welche Fragestellung soll beantwortet werden?
- Welche Methode(n) ist (sind) vorgesehen? Kann die Narkose möglicherweise für verschiedene Untersuchungen gleichzeitig benutzt werden (z. B. MRT und ophthalmologische Diagnostik)?
- Wie lange muß das Kind für diese Maßnahmen ruhig liegen?
- Ist das Kind in der Lage, für die geplanten Maßnahmen ruhig zu liegen, oder ist mit großer Unruhe, Angst, evtl. auch Bewußtseinstrübung und altersbedingter Unruhe zu rechnen?
- Muß das Kind während der Maßnahmen, z. B. bei Embolisationen, neurologisch kontrollierbar sein oder nicht?
- Ist die Untersuchung evtl. aufschiebbar bis zu einem geeigneteren Zeitpunkt, z. B. bei Säuglingen nach der Fütterung oder bis zum Eintreffen eines Elternteils?

Zur Erläuterung seien die Besonderheiten der nichtinvasiven und invasiven Verfahren in bezug auf die Anästhesiologie kurz aufgeführt:

Die *Röntgennativuntersuchung* im Rahmen der neuroradiologischen Abklärung besteht in der Darstellung des Schädels und der Wirbelsäule, evtl. unter Einschluß spezieller Projektionen, die eine exaktere Einstellung des Zentralstrahls erfordern, dank der modernen bildgebenden Verfahren allerdings nurmehr sehr selten durchgeführt werden müssen. Für diese Untersuchungen ist eine kurzzeitige Ruhigstellung erforderlich, die kaum je eine Narkose allenfalls eine leichte Sedierung notwendig machen, zumal in der Regel keine Schmerzen verursacht werden.

Bei der *Computertomographie* und der *magnetischen Resonanztomographie* liegt der Patient in einer Untersuchungsröhre, ein Umstand, der vor allem beim MRT in etwa 10–15 % der Patienten Klaustrophobie erzeugt; diese kann häufig mit entsprechender psychologischer Führung oder leichter Sedierung überwunden werden. Für unkooperative Patienten, die für die Dauer der Untersuchung ruhiggestellt werden müssen, kann eine Narkose erforderlich werden; dabei hängt es wesentlich davon ab, welche Bildqualität für die gegebene Fragestellung gewünscht wird. So ist zum Ausschluß eines größeren Hämatoms eine größere Bewegungsunruhe zu tolerieren als zum Nachweis eines winzigen basisnahen Prozesses. Letzteres gilt besonders auch für die MRT, da deren Untersuchungszeiten noch deutlich länger sind als die des CT, so daß bei der Anwendung mehrerer Sequenzen durchaus 60 min verstreichen können.

Bei der MRT ergibt sich eine Erschwernis für die Anästhesiologie aus der Tatsache des magnetischen Streufeldes und des Hochfrequenzfeldes, welche Einfluß auf die anästhesiologischen Gerätschaften haben, so daß hier besondere technische Vorkehrungen (z. B. amagnetische Bauteile, lange Beatmungschläuche) erforderlich werden. Schließlich ist der Patient in der Tiefe des Gerätes der Blickkontrolle des Anästhesisten entzogen – auch Farbfernsehmonitore können diesen Mangel nicht beseitigen –, so daß die Überwachung der kleinen Patienten deutlich erschwert ist.

Bei Versacht auf Kontrastmittelallergie kann eine Narkose oder zumindest eine anästhesiologische Bereitschaft notwendig sein, um schwere Reaktionen bei Bedarf rechtzeitig abfangen zu können.

Bei der *Myelographie* wird nach Punktion des Subarachnoidalraumes in Höhe C 1/c 2 lateral oder lumbosakral iodhaltiges Kontrasmittel injiziert, um aus der Darstellung der Konturen des Duralsackes, der Wurzeltaschen und des Rückenmarks Rückschlüsse auf evtl. Erkrankungen dieser Organe schließen zu können. Die Punktion kann im Sitzen, in Seiten- oder in Bauchlage erfolgen; selbst bei einer vorsichtig angebrachten Lokalanästhesie ist ein gewisser Punktionsschmerz nicht zu vermeiden, so daß bei entsprechender Angst oder bei aus anderen Gründen unkooperativen Patienten eine medikamentöse Ruhigstellung, u. U. eine Narkose, erforderlich sein kann. Eine Schwierigkeit für die Intubationsnarkose kann dabei durch die Bauchlage des Patienten entstehen, die sich noch ungünstiger auswirkt, wenn nach lumbaler Instillation des Kontrastmittels eine Kopftieflage zur Darstellung des zervikalen Spinalkanals angestrebt wird; durch entsprechende Unterpolsterung von Thorax und Gesicht kann genügend Freiraum für den seitlich herausgeführten Tubus geschaffen werden.

Eine besonders steile Kopftieflage kann erforderlich werden bei der dank der MRT nur mehr äußerst seltenen Kontrastmitteldarstellung der suprasellären Zisterne, wenn auf andere Weise die Differentialdiagnose zwischen einer leeren Sella und einer intra- bzw. suprasellären Arachnoidalzyste nicht gestellt werden kann. Für die Dauer der Myelographie bzw. Zisternographie sind je nach Fragestellung 10–30 min zu veranschlagen.

Bei der *Angiographie*, die heute in der Regel als Katheterangiographie über die A. femoralis, seltener über die A. brachialis erfolgt, wird ein Katheter nach lokaler Anästhesie in die A. carotis communis, A. carotis interna oder externa, A. vertebralis oder in die Spinalarterien vorgeführt; die Katheterisierung erfolgt schmerzlos, die Injektion des Kontrastmittels erzeugt in der Regel ein leichtes Wärmegefühl, welches erfahrungsgemäß im Verlauf der Bildserie in der spätarteriellen bzw. venösen Phase bemerkt wird und dann bei unkooperativen Patienten zur Bewegungsunruhe führt. Wenn daher eine optimale Darstellung der spätarteriellen oder venösen Phase gewünscht ist (z. B. bei einer Hirnvenen- oder Sinusvenenthrombose), dann sind höhere Anforderungen an die Ruhigstellung des Patienten gestellt als beispielsweise zum Ausschluß eines Aneurysmas in der früharteriellen Phase. Bei der selektiven Darstellung der A. carotis externa ist das Wärmegefühl verstärkt und wird z. T. als unangenehm empfunden.

Die Katheterangiographie kann bei kooperativen, verständigen Kindern auch im Alter von 6 Jahren ohne Narkose durchgeführt werden, bei sehr ängstlichen Kindern kann sie jedoch auch in wesentlich höherem Alter noch erforderlich sein.

Ähnliche Kriterien wie für die arterielle Angiographie gelten aus anästhesiologischer Sicht auch für die Katheterisierung des venösen Systems, z. B. zur selektiven Entnahme von Blut aus dem Sinus petrosus inferior bei M. Cushing oder im Rahmen interventioneller Maßnahmen, welche über die Sinus vorgenommen werden.

Für die interventionellen Maßnahmen, in erster Linie die *Thrombolyse* und die *Embolisation*, sind folgende Besonderheiten zu berücksichtigen:

Eine *Thrombolyse* kann indiziert sein bei plötzlichem Verschluß hirnversorgender Arterien, wobei die Indikation zu dieser Maßnahme bei einer Thrombose der A. basilaris eindeutiger geklärt ist als bei einer Thrombose oder Embolie der A. carotis interna bzw. der mittleren oder vorderen Hirnarterie. Voraussetzung dafür ist ein Beginn der Maßnahme innerhalb eines zeitlichen Fensters (maximal 6 h nach dem Ereignis), so daß im gegebenen Fall rasches Handeln notwendig ist. Da die Patienten in der Regel bewußtseinsgetrübt und motorisch unruhig sind, ist in allen Fällen eine Narkose erforderlich, deren Aufgabe einerseits in einer optimalen Kontrolle der Vitalfunktionen, andererseits in der Ruhigstellung für eine sichere Führung des Mikrokatheters besteht. Ist der Mikrokatheter im Bereich des Thrombus plaziert, dann erfolgt die Injektion von Urokinase über einen Zeitraum von maximal 2 h, so daß für die Maßnahme allein ein Zeitraum von 2–3 h zu veranschlagen ist.

Die Mehrzahl der interventionellen Maßnahmen wird jedoch durch *Embolisationen* bestritten, die das Ziel haben, gefäßreiche Tumoren, arteriovenöse Malformationen des Gehirns, Dura-AV-Fisteln, und arteriovenöse Fisteln anderer Genese präoperativ oder als alleinige Maßnahme zu veröden oder zu okkludieren. Dazu wird über einen durch die A. femoralis oder A. brachialis eingebrachten Führungskatheter (in der A. carotis interna, externa und A. vertebralis) ein Mikrokatheter weiter nach peripher in die Nähe des Gefäßprozesses vorgeführt und nach Erreichen der gewünschten Position das Embolisat injiziert. Die superselektive Katheterisierung peripherer Gefäßabschnitte sowie auch von Aneurysmen kann schwierig sein und hohe Anforderungen an die Präzision stellen, so daß eine absolute Ruhigstellung des Patienten erforderlich ist; dann kann die sog. Roadmap-Technik eine Hilfe sein, bei der das Kontrastbild der Gefäße als Basis für weitere Durchleuchtungen dient, mit denen der Katheter im Verlauf des kontrastmittelgefüllten Gefäßes verfolgt, dirigiert und kontrolliert werden kann. Letzteres ist besonders wichtig bei der Embolisation von kleinen Aneurysmen mit Hilfe moderner Elektrospiralen (GDC-Coils), wobei eine Berührung der oft sehr zarten Aneurysmawand mit der Katheterspitze vermieden werden muß. In diesen Fällen muß auf die neurologische Funktionskontrolle des Patienten während der Maßnahme verzichtet werden.

Bei Embolisationen arteriovenöser Malformationen, vor allem in der Nähe eloquenter Hirnregionen, ist jedoch eine neurologische Kontrolle des Patienten erforderlich, um beim Auftreten evtl. Ausfallserscheinungen rechtzeitig adäquat reagieren zu können.

Derartige Ausfällen können z. B. bereits auftreten, wenn der Mikrokatheter das Ostium einer kleinen Arterie vorübergehend verlegt (z. B. der A. chorioidalis anterior), selbst in ein nicht gewünschtes Gefäß gelangt oder aber wenn ein kleiner Thrombus vom Katheter aus in die Peripherie abgeschwemmt wird. Nur wenn derartige Störungen sofort erkannt werden, können rechtzeitige Gegenmaßnahmen bleibende Schäden verhindern.

Die Kombination einer ausreichenden Ruhigstellung und Schmerz-
freiheit mit weitgehender neurologischer Kontrollierbarkeit kann durch
Analgosedierung erreicht werden, die allerdings eine sorgfältige und
kontinuierliche anästhesiologische Überwachung des Patienten erfordert.

Als Embolisate werden je nach Art des Gefäßprozesses Mikropartikel
(Polyvenylalkohol, Seide, Dura etc.), ablösbare Mikroballons, Mikrospi-
ralen (Platin) oder Flüssigembolisate (Histoacryl, Ethibloc, Alkohol)
verwendet. Die Injektion von Mikropartikeln ist in der Regel schmerzlos, dagegen kann die Injektion von Flüssigembolisaten mit u. U. heftigen Schmerzen (z. B. hochprozentiger Alkohol) einhergehen, die dann
durch entsprechende potente Analgetika bekämpft werden müssen.

Die Dauer von Embolisationen ist sehr unterschiedlich, sie kann zwischen einer halben Stunde und mehreren Stunden variieren. Bei Neugeborenen kann dies zu zusätzlichen Herausforderungen an die Anästhesie führen, wenn es gilt, die Flüssigkeitszufuhr (Kontrastmittel, Spülflüssigkeit, Elektrolyte) genau zu kontrollieren und Wärmeverluste des
Säuglings während der langen Dauer zu kompensieren. Embolisations-
maßnahmen in diesem frühen Alter sind äußerst selten, sie können jedoch z. B. bei einer angeborenen Fistel der V. magna Galeni erforderlich
werden, wenn diese mit einer progredienten Herzinsuffizienz einher-
geht.

Biospien werden in unserer neuroradiologischen Abteilung innerhalb
des CT-Gerätes mit einem speziellen stereotaktischen Rahmen durchgeführt. Generell wird hierfür eine Allgemeinnarkose gefordert, um eine
ausreichende Ruhigstellung zu gewährleisten, da die Patienten ohne
Dorne im stereotaktischen Rahmen fixiert werden; bei Kindern ist eine
zusätzliche Indikation zur Beseitigung der sonst unvermeidbaren emo-
tionellen Belastung gegeben. Darüber hinaus besteht die Aufgabe der
Anästhesie in der Beseitigung der Schmerzen, die durch die Anlage des
Bohrloches entstehen, und gleichzeitig kann bei der Gewebsentnahme
aus gefäßreichen Tumoren das Blutungsrisiko durch gezieltes Absenken
des Blutdruckes reduziert werden.

Die Anästhesie ist ein wichtiger Partner der Neuroradiologie, wenn es
gilt, das hohe diagnostische Potential der Möglichkeiten moderner bildgebender Verfahren auch bei kleinen Kindern voll auszunützen, die aus
verschiedenen Gründen nicht ausreichend kooperieren können; in gleicher Weise gilt dies auch für die genannten interventionellen Verfahren,
die mit Hilfe geeigneter anästhesiologischer Verfahren schmerzlos,
angstfrei und mit optimaler Ausnützung der technischen Möglichkeiten
vorgenommen werden können.

Anästhesie und Sedierung bei neuroradiologischen Verfahren und Bestrahlungen

H. STRAUSS

Dieser Beitrag beschäftigt sich mit Problemen, die sich für den Anästhesisten aus Entwicklungen im Bereich der Epileptologie, der Neuroradiologie und der Strahlentherapie ergeben haben.

Magnetenzephalographie

Das jüngste Einsatzgebiet für den Anästhesisten im Grenzgebiet der Neuroradiologie und Neurologie/Epileptologie ist die Magnetenzephalographie. Dieses noch junge, nichtinvasive Verfahren dient im Vorfeld der Lokalisationsdiagnostik vor gehirnresezierenden Eingriffen als ergänzende Maßnahme zur NMR-Untersuchung. Dabei ist zu unterscheiden zwischen der Aufnahme der nativen magnetelektrischen Aktivität des Gehirns und der Aufnahme unter anfallsprovozierenden Pharmaka. Die technische Besonderheit liegt darin, daß wegen der außerordentlich geringen Größe der zerebral lokal erzeugten Magnetfelder eine weitestgehende Abschirmung aller von außen einstreuenden Felder notwendig ist. Dies verbietet auch den Einsatz elektrisch betriebener Geräte oder magnetfeldbeeinflussender ferromagnetischer Teile innerhalb der hochabgeschirmten Meßkammer. Selbst bei außerhalb der Kammer ans Netz angeschlossenen Systemen kann es zu Störeinstrahlungen kommen. Als Lösung bieten sich Konzepte an, bei denen netzunabhängige Monitore außerhalb der Kammer ohne störende Beeinflussungen eingesetzt werden. Vorteilhaft ist, daß wegen einer fehlenden Strahlenbelastung der Anästhesist unmittelbar am Patienten bleiben und ihn klinisch überwachen kann. Das bei uns bewährte Monitoring und Management ist wie folgt:

Monitoring und Management bei EMG-Untersuchungen

Nur akustische Überwachung:
- EKG (via EEG-Monitor)
- Pulsoxymetrie
- nichtinvasiver Blutdruck
- endtidales CO_2 (Seitenstrom)
- O_2-Maske
- Beatmungsbeutel (in Bereitschaft)
- Absaugung (ZGA: Vakuum/Luft)

Wichtigster Aspekt bei der anästhesiologischen Betreuung ist die sorgfältige Auswahl der verwendeten Pharmaka. Diese sollen die Gehirnaktivität nicht dämpfen oder im Falle der Epilepsieforschung sogar eine fokusaktivierende Wirkung zeigen. Da eine Beatmung innerhalb der Meßkammer nur mit einem metallfreien Beatmungsbeutel möglich ist, soll eine Spontanatmung angestrebt werden. Man ist daher gezwungen, den schmalen Grat zwischen ausreichender und zu tiefer Sedierung bzw. Narkose einzuhalten, da im ersten Fall durch Bewegungsartefakte das Ergebnis verschlechtert und durch zu tiefe Sedierung eine Diagnostik unmöglich gemacht wird. Aus diesem Grund scheiden praktisch alle Benzodiazepine und viele Barbiturate wegen ihrer aktivitätsmindernden Wirkung aus. Für eine Sedierung ohne Anfallsprovokation kann durch repetitive oder kontinuierliche Gabe von Propofol die nötige körperliche Inaktivität erreicht werden. Zur Provokation elektromagnetischer Phänomene im Sinne der epileptischen Entladung scheint sich nach unseren Erfahrungen Methohexital besonders zu eignen.

Neuroradiologie

Nachdem zunächst die Neuroradiologie in Einzelfällen auch bei kleinen Kindern eingesetzt wurde, haben sich jetzt die differenzierte Angiographie und interventionelle Verfahren etabliert und wurden zu anspruchsvollen bildgebenden Techniken mit hoher Auflösung. In erster Linie stehen Gefäßdarstellungen bei zerebralen und spinalen Tumoren sowie therapeutische Ansätze wie Embolisationen oder lokale Thrombolysen zur Betreuung durch den Anästhesisten zur Debatte. Die wichtigste Anforderung an den Narkosearzt ist in jedem Fall vorrangig der bewegungslose Patient als Voraussetzung für filigrane Darstellungen im Röntgenbild. Günstig zu werten ist in dieser Hinsicht die fehlende oder allenfalls gering ausgeprägte Schmerzintensität der Untersuchung. Nach dem Hauteinstich für die arterielle Schleuse, der durch eine vorausgehende topische Hautanästhesie mittels Emla-Creme oder einer lokalen Infiltration unterdrückt werden kann, kommt es nur noch bei der Injektion des Kontrastmittels zu unangenehmen – jedoch nicht schmerzhaften – Sensationen.

Die reine Angiographie selbst dauert, in Abhängigkeit von der Erfahrung des Radiologen und den vorliegenden anatomischen Verhältnissen, kurz bis maximal 1 h. Demgegenüber kann der Zeitbedarf für eine Embolisation deutlich höher eingestuft werden, da die korrekte Plazierung der Katheter und die Injektion des Embolisats eine außerordentlich diffizile Angelegenheit darstellt. Aus anästhesiologischer Sicht werden besondere Anforderungen gestellt, wenn im Rahmen der Embolisation neurologische Ausfälle befürchtet werden müssen. Durch eine vorherige passagere Probeokklusion mittels Ballonkatheter kann der Erfolg (oder die Nebenwirkungen) einer permanenten Embolisation getestet werden; hierzu muß der Patient jedoch in der Lage sein, durch verbale Rückkopplung oder gezielte Willkürmotorik unerwünschte Ausfälle zu erkennen zu geben. Analoge Situationen findet der Anästhesist auch in der Orthopädie im Rahmen von aufrichtenden Skolioseeingriffen.

Bei kleinen Kindern, die einer derartigen Manipulation unterzogen werden müssen, nimmt der anästhesiologisch-gerätetechnische Aufwand immens zu; man gerät in die Gefahr, den Patienten über der ganzen Technik im wahrsten Sinne des Wortes „aus den Augen" zu verlieren. Der Radiologe nimmt eine großflächige sterile Abdeckung vor, die nahezu das gesamte Kind einem schnellen Zugriff entzieht. Zusätzlich behindern die in 2 Ebenen angebrachten Röntgenröhren und Detektoren den Zugang zum Kopf des Patienten. Besondere Vorsicht und Beachtung erfordert der Umstand, daß der Röntgentisch vom Radiologen mit dem daraufliegenden Kind während der Untersuchung gering seitlich, aber wesentlich stärker in kraniokaudaler Richtung bewegt werden muß, um die Katheterspitze verfolgen zu können. Diese Bewegung beinhaltet das Risiko einer versehentlichen Diskonnektion oder Dislokation des Endotrachealtubus; diesem Zwischenfall kann nur durch Einplanung einer entsprechenden Schlaufe der Beatmungsschläuche, einer wohlüberlegten Fixierung von Tubus und Anschlüssen, einer Probebewegung in den zu erwartenden Grenzen sowie durch angepaßtes Monitoring begegnet werden. Einer Zunahme der Totraumventilation durch derart verlängerte Schläuche muß bei der Wahl des Beatmungsmusters Rechnung getragen werden.

Nicht unproblematisch wird bei langdauernden Untersuchungen auch die zugeführte Menge an Röntgenkontrastmittel. Obwohl durch den Einsatz nichtionischer Substanzen das Risiko einer hyperosmolaren Entgleisung reduziert werden kann, muß eine sorgfältige Dokumentation der applizierten Menge, der aktuellen Urinausscheidung und ggf. die Bestimmung der Osmolalität gefordert werden. Daher ist die Einlage eines Blasenkatheters zur Überwachung der Ausscheidung nicht nur aus hygienischen Gründen (unkontrollierter Abgang von Urin in unmittelbarer Nähe der Punktionsstelle in der Leiste) obligat.

Hohe Anforderungen an den Anästhesisten stellen die Räumlichkeiten, in denen die Untersuchungen durchgeführt werden. Aus technischen Gründen (Rechneranlagen) wird in der Regel auf niedrige Temperaturen (ca. 18 °C) klimatisiert, die die kindlichen Patienten der Gefahr einer Unterkühlung aussetzen. Die sonst im Op.-Betrieb üblichen Maßnahmen stehen nur sehr eingeschränkt zur Verfügung; eine Anhebung der Raumtemperatur wird durch den Arbeitsbereich der Röntgenanlage limitiert, wasserdurchströmte oder elektrisch betriebene Heizmatten verschlechtern die erzielbare Bildqualität untolerabel und Infrarotstrahler können aus räumlichen Gründen nicht verwendet werden (s. oben). Gute Ergebnisse in dieser Hinsicht liefert die Anwendung der konvektiven Wärmetherapie (z. B. WarmTouch, Fa. Mallinckrodt), wobei nicht nur der bisweilen mögliche Einsatz der Wärmedecken dank deren Strahlendurchlässigkeit sinnvoll ist, sondern auch die alleinige Applikation des Warmluftstromes auf den Bereich des zugedeckten kindlichen Kopfes, der einen großen Teil der Körperoberfläche darstellt, sinnvoll sein kann. Mit diesem Konzept konnten wir nicht nur eine Auskühlung verhindern, sondern auch eine aktive Wiedererwärmung erreichen.

Besondere Beachtung verdienen bei langdauernden Untersuchungen die Belange des Strahlenschutzes. Würde sich der Anästhesist dort aufhalten, wo die Planer des Angiographiesystems und der Strahlenschutz seinen Platz vorgesehen hatten – nämlich außerhalb des Untersuchungsraumes –, so könnte er zwar die Sequenzen der Angiographie sehr gut verfolgen, hätte aber keine Möglichkeit, den Patienten selbst zu beobachten, da dieser vom Befestigungsblock der Röntgenröhren verdeckt wird. Selbst eine optimierte Anordnung der Monitorsysteme und -bildschirme kann nur als zweitbeste Lösung gelten; bis zur entsprechenden baulichen Umgestaltung muß der Anästhesist unter bestmöglicher Nutzung persönlicher Abschirmmaßnahmen seinen Platz in unmittelbarer Nähe des Kindes beibehalten. Dank frühzeitiger Einbeziehung der Planer war es uns möglich, den Einbau verschieden abgesicherter Steckdosen der allgemeinen und besonderen Stromversorgung sowie einer ausreichenden Zahl von Entnahmestellen der zentralen Gasversorgung durchzusetzen.

Das bei uns standardmäßig eingeführte Monitoring sieht folgendermaßen aus:

Obligates und fakultatives Monitoring bei Narkosen zu neuroradiologischen Interventionen

- Atemparameter (AMV/p_{AW}/F_IO_2/Vol.)
- EKG
- Pulsoxymetrie
- endtidaler CO_2-Druck
- arterieller Druck + BGA (über Einführschleuse)
- (nichtinvasiver Blutdruck)
- (transkutaner pO_2/pCO_2)
- Temperatur (zentral/peripher)
- Urinausscheidung
- Osmolalität (KM!!)

Der endtidale CO_2-Druck dient dabei nicht nur zur Kontrolle der alveolären Ventilation (größere Totraumventilation durch verlängertes Schlauchsystem!) in Verbindung mit einer punktuellen „inneren Eichung" durch einzelne Blutgasanalysen und damit indirekt der zerebralen Gefäßweite, sondern auch in Form der Kapnographiekurve zur frühzeitigen Detektion einer akzidentellen Diskonnektion, Tubusdislokation o. ä. Der arterielle Blutdruck kann ohne zusätzliche Invasivität über den seitlichen Port der Einführschleuse für den Angiographiekatheter in der A. femoralis – wodurch auch eine Blutabnahme zur BGA möglich ist – abgegriffen werden. Alternativ eignet sich die oszillometrische Messung an einer Extremität in Kombination mit der transkutanen nichtinvasiven O_2- und CO_2-Messung.

Als Narkoseverfahren der ersten Wahl hat sich bei uns die Verwendung niedrigdosierter volatiler Anästhetika – bedarfsweise durch niedrige Opiatdosen supplementiert – bewährt, wobei der Bedarf an Muskelrelaxanzien sehr gering wird. Eine günstige Alternative bietet sich, insbesondere wenn ein intraoperatives Erwachen zur Kontrolle auf neurologische Defizite erwünscht wird, in der kontinuierlichen Gabe von Propofol an, wobei die altersbezogene Anwendungsbeschränkungen berücksichtigt werden müssen.

Strahlentherapie

Zunächst als einmalige Ausnahme inauguriert und dann wegen der guten Ergebnisse in breiterem Umfang eingesetzt, hat die Radiotherapie von Kindern mit Tumoren des ZNS und systemischen tumorösen Erkrankungen seinen festen Platz im pädiatrisch-onkologischen Konzept gefunden. Bei dieser Therapieform stellen sich ungewohnte Anforderungen an den betreuenden Anästhesisten, die es bei kaum einem anderen Arbeitsplatz gibt. Prinzipiell ist die Bestrahlung ein schmerzfreies Verfahren, aber es erfordert eine große Anzahl von repetitiven Schritten zur Fraktionierung der Strahlendosis. Die reine Therapiezeit, also „Strahlenquelle an", bewegt sich pro Feld im Sekunden- bis maximal Minutenbereich. Es ist jedoch eine genaueste Lokalisation des Strahlenbündels erforderlich, um eine schädliche Belastung unbeteiligten Gewebes zu minimieren. Ferner sind teilweise außerordentlich unangenehme Lagerungen notwendig, der Zugang zum Patienten wird unmöglich, da sich im Therapieraum selbst wegen der Strahlenbelastung niemand aufhalten kann. Das Herunterfahren des Beschleunigers sowie motorgetriebene schwere Türen aus Barytbeton, deren Öffnen etwa 15 s dauert, bedingen eine Verzögerung von bis zu 30 s, bevor bei einem bemerkten Zwischenfall der Bestrahlungsraum betreten werden kann. Eine besondere Herausforderung stellen jedoch die engen zeitlichen Zwänge dar, denen sich auch der Anästhesist unterwerfen muß. Eine straffe Terminplanung der strahlentherapeutischen Abteilung zur optimierten Ausnutzung der Bestrahlungsanlagen läßt nur minimale Freiräume und zwingt zu sorgfältiger Organisation und Vorbereitung. Noch mehr als in der diagnostischen Radiologie erfordern die Räumlichkeiten, die für die Durchführung von Narkosen nicht vorgesehen waren, Improvisationstalent und Erfindungsgabe bezüglich Energie- und Gasversorgung, Geräteaufbau und Patientenlagerung.

Ein großes menschliches Problem stellen die erheblich psychisch alterierten Patienten und deren Eltern dar, die häufig bereits eine Odyssee durch viele Kliniken hinter sich haben und alle Maßnahmen kritisch beobachten und hinterfragen. Dies erfordert ein Narkoseverfahren, das bei den Kindern eine hohe Akzeptanz garantiert und unangenehme Sensationen, die sich unweigerlich in Ablehnung äußern, sicher ausschließt.

Die Bestrahlungsplanung umfaßt zunächst ein kraniales CT oder eine NMR-Untersuchung zur Dokumentation des Ausgangsbefundes und zur Festlegung der weiteren Behandlungsstrategie. Nach der Indikation zur Strahlentherapie wird zunächst am Therapiesimulator eine Lokalisation durchgeführt und ein Gipsabdruck der entsprechenden Region, in der Regel des Kopfes einschl. Gesicht, angefertigt. Nach dieser Vorlage wird eine Plexiglasmaske hergestellt, auf der die einzelnen Bestrahlungsfelder aufgezeichnet werden. In einer weiteren Sitzung wird diese Maske angepaßt und alle Lokalisationen erneut kontrolliert. Die sich anschließende Bestrahlungsserie besteht aus 15–40 Einzelsitzungen mit jeweils 1–5 Feldern; in einzelnen Fällen sind 2 Sitzungen pro Tag erforderlich, wobei aus onkologischen Gründen ein Intervall zwischen den Bestrahlungen von mindestens 6 h liegen soll. Den Abschluß des Therapiekonzeptes bildet schließlich das Kontroll-CT oder -NMR zur Dokumentation des Erfolges. Die Notwendigkeit einer Narkose ergibt sich häufig allein schon aus der Art der Lagerung für die Bestrahlung. Die Rückenlage erscheint noch problemlos, die Bauchlage ist schon schwieriger, und Sonderformen wie die Hängelagerung zeigen die Grenzen des Möglichen auf. Zusätzlich stellt die straffe Fixation des Kopfes und des Gesichts in der engsitzenden Plexiglasmaske eine für das Kind außerordentlich unangenehme und als bedrohlich empfundene Maßnahme dar. Häufig wird ein Lagerungswechsel (Rückenlage/Bauchlage) innerhalb einer Bestrahlung für die einzelnen Felder erforderlich; in einigen Fällen muß auch das Therapiegerät wegen unterschiedlicher Strahlenqualitäten (Elektronen, Photonen hoher oder niedriger Energie) mit dem narkotisierten Kind gewechselt werden. Eine Sonderform stellen Verfahren mit Pendel- oder Rotationsfeldern dar, wobei durch die Drehung der Strahlenquelle um den Patienten das anästhesiologische Equipment Gefahr läuft, beschädigt zu werden. Höchste Anforderungen bezüglich Monitoring und Vitalfunktionen stellt die Ganzkörperbestrahlung in Hängelagerung dar, bei der die Kinder in einer Kunststoffrinne (wie sie in der Kinderradiologie verwendet wird) fixiert und senkrecht hängend bestrahlt werden.

Aufgrund der häufigen Einzelsitzungen mußte das pränarkotische Regime der Nüchternheit in Absprache mit den Eltern modifiziert werden. Bis zu 3 h vor der geplanten Bestrahlung ist leichte Nahrung erlaubt, bis zu 2 h pränarkotisch klare Flüssigkeit. Eine Stunde nach Ende der Narkose wird ein Trinkversuch mit klarer Flüssigkeit durchgeführt, wobei nach dessen gutem Verlauf wieder leichte Nahrung gestattet wird (Abb. 1). Selbst unter diesem liberalen Konzept ist die zur Nahrungsaufnahme zur Verfügung stehende Zeit in Anbetracht der normalen Schlaf-Wach-Zyklen der Kinder sehr kurz. Wir haben daher in enger Absprache mit den Onkologen und Pädiatern bei diesen Patienten immer einen zentralvenösen Katheter (oder einen Hickmann-Katheter) indiziert. Damit war nicht nur der sichere Venenzugang zur Narkoseeinleitung ohne erneute, schmerzbehaftete Venenpunktion gesichert, auch eine schmerzfreie Injektion von Propofol war möglich. Ferner konnten ein Flüssigkeitsersatz und bedarfsweise eine ergänzende parenterale Ernährung sowie das Infusionsprogramm im Rahmen einer parallellaufenden Zytostase appliziert werden. Nicht zuletzt erfolgten auch notwendige Blutentnahmen schmerzfrei, und die Bewegungsfreiheit des Kindes war nur minimal eingeschränkt. Wo der Kavakatheter noch nicht primär lag, wurde er während der ersten Narkose problemlos angelegt.

Das Standardmonitorung zeigt die folgende Übersicht.
Notwendig erscheint der Hinweis, daß die Sensoren der Pulsoxymeter im direkten Strahlenkegel wegen der hohen Energieeinstrahlung keine validen Werte liefern und entsprechend positioniert werden müssen. Da der direkte Blickkontakt zum Patienten unmöglich ist, werden über ei-

---

Obligates und fakultatives Monitoring bei Narkosen für Bestrahlungen

---

- Atemparameter
- ($AMV/P_{AW}/F_IO_2/Vol.$)
- EKG
- Pulsoxymeter
- endtidales CO_2
- nichtinvasiver Blutdruck
- Videoüberwachung
    - Patient
    - Ventilator/Monitor

Abb. 1. Modifiziertes Nüchternheitsregime für Kinder bei zweimaliger Bestrahlung pro Tag

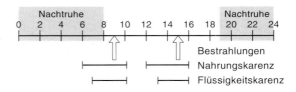

nen Videomonitor der Ventilator und das Monitordisplay in den Steuer-
raum übertragen, während der 2. Farbmonitor das Kind selbst überwacht.

Eine längere Diskussion zwischen allen Beteiligten entstand über die
Frage, ob eine Anästhesie oder „nur" eine Sedierung erforderlich sei.
Wegen der großen interindividuellen Schwankungen bei der Sedierung
mit Benzodiazepinen, dem Risiko des Auftretens paradoxer Reaktionen
und der dann möglichen Notwendigkeit, bei Nachlassen oder Versagen
der Sedierung einen Abbruch der Therapiesitzung oder aber eine Narkoseeinleitung unter ungünstigsten äußeren Bedingungen (Bauchlage,
Hängelagerung etc.) durchführen zu müssen, haben wir uns für eine
Narkose entschieden. Ferner haben wir berücksichtigt, daß eine Titra-
tion der Wirkung bei oraler oder rektaler, also nichtinvasiver Gabe, wegen des extremen Zeitbedarfs letztendlich unmöglich ist. Da die Wirkdauer aller zur Diskussion stehenden Pharmaka zur Sedierung um ein
Vielfaches länger als der Eingriff selbst ist, war eine Kumulation bei
repetitiver Gabe (insbesondere Vormittag/Nachmittag) über einen längeren Zeitraum zu erwarten. Diese Befürchtung bestätigte sich auch bei
unserem ersten Patienten, der entsprechend den bei uns üblichen Proze-
duren mit Thiopental und einem volatilen Anästhetikum narkotisiert
wurde. Klinisch war eine Kumulation am Verhalten des Kindes feststell-
bar: Es war zu Wochenbeginn unauffällig, zur Wochenmitte hin schläfrig und kam zum Wochenende nahezu tief schlafend ohne weitere Medikation zur Bestrahlung. Nach einer 2tägigen Bestrahlungs- und Narko-
sepause jedoch war es am Anfang der folgenden Woche wieder voll
vigilant. Da die Substanz zum damaligen Zeitpunkt noch nicht zur Anwendung bei Kleinkindern zugelassen war, haben wir in Absprache mit
dem Hersteller und den Eltern die Anwendung von Propofol, das aufgrund seiner pharmakokinetischen Daten ideal erschien, indiziert. Nach
der standardisierten Narkoseeinleitung mit 2,5 mg/kg KG Propofol wurden in 4 Blutentnahmen (Leerwert/bei Extubation/15 min nach Injek-
tion/30 min nach Injektion) die Plasmaspiegel bestimmt. Dabei fand
sich, daß weder eine Kumulation zwischen den Proben Vormittag/Nach-
mittag (Abb. 2) noch im Verlauf der Woche festzustellen war. Einzig ein
nichtsignifikanter Abfall der Plasmakonzentration im Wochenverlauf
könnte auf eine mögliche Induktion der abbauenden Enzymsysteme
hinweisen (Abb. 3). Diese Annahme konnte jedoch durch die mitbe-
stimmten Laborparameter nicht unterstützt werden. So lagen die Trans-
aminasen, die Cholinesterase, Bilirubin, Blutfettwerte und Nierenreten-
tionswerte nach 5 Bestrahlungstagen (d. h. 10 Anwendungen) und nach

Abb. 2. Plasmaspiegel
nach einmaliger Gabe von
2,5 mg/kg KG Propofol i. v.

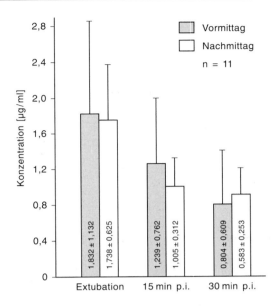

10 Bestrahlungstagen (d. h. 20 Bestrahlungen) im Normbereich. Die Schlafdauer nach einmaliger Injektion veränderte sich weder innerhalb desselben Tages (Abb. 4) noch im Wochenverlauf (Abb. 5) signifikant. Das rasche, angenehme Erwachen der Kinder mit schneller, voller Orientierung führte zu einer hervorragenden Akzeptanz bei den kleinen Patienten, den Eltern und dem gesamten beteiligten Personal, so daß dieses Konzept jetzt in unsere Routine Eingang gefunden hat. Unsere Erfahrungen bei den diversen betreuten Kindern sind in der als Entscheidungshilfe gedachten Tabelle 1 zusammengefaßt, wobei wir insgesamt der Narkose den 1. Stellenwert einräumen.

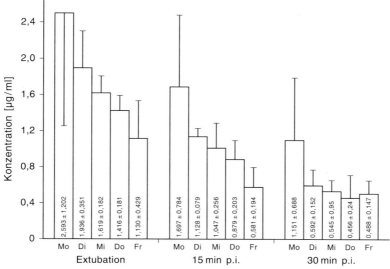

Abb. 3. Plasmaspiegel nach einmaliger Gabe von 2,5 mg/kg KG Propofol i. v. im Wochenverlauf

Abb. 4. Schlafdauer nach einmaliger Gabe von 2,5 mg/kg KG Propofol i. v.

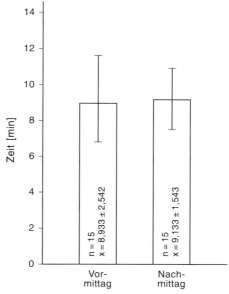

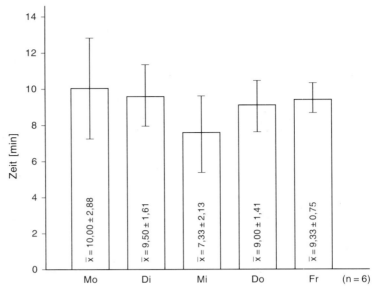

Abb. 5. Schlafdauer nach einmaliger Gabe von 2,5 mg/kg KG Propofol i. v. im Wo-chenverlauf

Tabelle 1. Entscheidungshilfe zur Abwägung Sedierung versus Narkose bei Kin-dern.

Patientengruppe	Altersgruppe	Verfahrensvorschlag
Verbal nicht zugänglich und nicht einsichtsfähig	Neugeborenes bis ca. Schulalter	Narkose
Verbal zugänglich jedoch ängstlich	Vorschulalter bis Jugendlicher	Optimierte psychische Führung und Versuch der titrierten Sedierung unter Narkosebereitschaft (Standby)
Verbal zugänglich, einsichtsfähig	Ab Schulalter	Optimierte psychische Führung, leichte Sedierung nur in Ausnahme-fällen

Diskussion
zu den Beiträgen Huk und Strauss

Frage

Welche Möglichkeiten bestehen bei Kindern mit täglichen Bestrahlungstherapien, um Flüssigkeitsdefizite und Nahrungskarenzen zu minimieren?

Antwort

Die Applikation eines zentralvenösen Katheters oder Hickman-Katheters während der ersten Narkose kann wesentlich zur Minimierung von Flüssigkeitsdefiziten beitragen. Dies ist auch denkbar bei ambulanter Behandlung der Kinder, wenn die Eltern in die Pflege des Katheters eingewiesen werden. Eine weitere Möglichkeit liegt in der Applikation einer Dauersonde, so daß eine enterale Ernährung möglich ist: Bei Kindern unter Zytostase mit ihrem gehäuften Erbrechen wird dieses Verfahren allerdings relativiert.

Ganz entscheidend ist es, die Karenzzeiten generell zu reduzieren und dem Kind im normalen Tagesablauf Essen und Trinken zu ermöglichen. Wesentlich erleichtert wird dies durch die Anwendung kurz wirkender Narkotika, wie Propofol. Barbiturate eignen sich in diesem Fall weniger, da bei den wiederholten Narkosen mit einer zunehmenden Dauersedierung und einer damit gekoppelten Nahrungskarenz gerechnet werden muß.

Frage

Welche besonderen psychischen Probleme bieten Kinder, die zu Wiederholungsnarkosen in die Strahlentherapie gebracht werden?

Antwort

Für das Kind ist es wichtig, daß es in seinem normalen Tagesablauf so wenig wie möglich gestört wird: d. h. möglichst normale Essenszeiten, eine ausreichende Zeit zum Spielen und eine schmerzlose Narkose. Die psychische Belastung kann damit in Grenzen gehalten werden. Ein zusätzlicher wesentlicher Aspekt erscheint mir, möglichst die gleiche Narkosemannschaft für das Kind einzusetzen. Wenn irgend möglich, sollte dies auch am Wochenende durchgehalten werden.

Frage
Welche spezifischen Probleme bieten Kinder bei Hirnspektuntersuchungen?

Antwort
Die Hirnspektmessungen werden bei nichteinsichtigen Kindern ausschließlich in Intubationsnarkose mit Gabe eines Einleitungsnarkotikums, Relaxierung und volatilen Anästhetika durchgeführt, da eine absolute Immobilisation für die Diagnostik notwendig ist. Eine Wiederholung der Untersuchung wegen mangelnder Immobilisation ist angesichts der hierfür erforderlichen Strahlenbelastung obsolet. Ein weiterer Gesichtspunkt betrifft Repetitionsuntersuchungen, bei denen immer das gleiche Verfahren angewendet werden muß, um zu relevanten Aussagen zu kommen.

Teil C:

Anästhesiologische Versorgung:
diagnostische Eingriffe

Indikationen
zur Knochenmarkpunktion

G. STRAUß, M. SCHRAPPE, H. RIEHM

In Deutschland erkranken jährlich etwa 800–900 Kinder an Leukämie oder einem Lymphom. Ohne Therapie nimmt die Erkrankung einen fatalen Verlauf. Bei rechtzeitiger Diagnose und Therapie betragen die Heilungschancen aber etwa 80 %. Die Knochenmarkpunktion hat neben dem Differentialblutbild die größte diagnostische Aussagekraft.

Auch bei Kindern mit primär rheumatischen Beschwerden und unauffälligem Blutbild kann ursächlich eine Leukämie vorliegen. Patienten die an einem soliden Tumor beispielsweise einem Neuroblastom erkrankt sind, können die Symptome einer Leukämie imitieren. Wegweisend ist bei diesen Kindern allein die Knochenmarkpunktion.

Neben den primär onkologischen Erkrankungen ist die Knochenmarkpunktion unerläßlich, wenn angeborene oder erworbene Krankheiten des Knochenmarkes – hier seien stellvertretend für andere vor allem Thrombozytopenien, Neutropenien und Anämien erwähnt – differentialdiagnostisch abgeklärt werden müssen.

Indikationen zur Knochenmarkpunktion (KPM)

- Verdacht auf Leukämie
- Lymphom (Non-Hodgkin und Hodgkin)
- Solide Tumoren (z. B. Neuroblastom)
- Thrombozytopenie
- Anämie (z. B. schwere aplastische Anämie)
- Neutropenie
- Rheumatische Erkrankungen

Ort der Punktion

Die Punktion erfolgt in Abhängigkeit vom Alter der Kinder entweder am Tibiakopf oder am vorderen bzw. hinteren Beckenkamm. In der Regel handelt es sich um eine Aspirationszytologie; nur in Ausnahmefällen ist eine Knochenstanze notwendig.

Übliche Punktionsorte zur Durchführung einer KMP bei Kindern

Neugeborene/Säuglinge	Tibiakopf
Ältere Kinder	Beckenkamm

Analgesie und Sedierung

Für die sehr schmerzhafte Punktion ist eine Analgesie unerläßlich. Eine Amnesie für die Vorbereitung und die eigentliche Punktion kann die Akzeptanz der sonst unangenehmen Maßnahme für die Patienten verbessern und wird bei jedem Kind angestrebt.

Bei den meisten Kindern, die eine Knochenmarkpunktion benötigen, ist entweder durch die Grundkrankheit oder die nachfolgende zytostatische Behandlung mit einer bereits länger bestehenden Abwehrschwäche zu rechnen. Daher können sich Bakteriämien, wie sie bei Intubationen beschrieben wurden, gravierend auswirken.

Zur lokalen Analgesie hat sich die Verwendung von Emla etwa 1 h vor der geplanten Punktion bewährt. Um venöse Punktionen oder Lumbalpunktionen durchführen zu können, kann dies bei älteren Kindern und Jugendlichen möglicherweise schon ausreichend sein. Eine zusätzliche infiltrative Lokalanästhesie ist bei Lumbalpunktionen erfahrungsgemäß wenig hilfreich und verlängert den nur kurzdauernden Eingriff.

Bei Knochenmarkpunktion wird das Periost zusätzlich mit Xylonest (Prilocain 1 %) infiltriert. Intravenös erfolgt eine Sedierung mit Midazolam in einer Dosierung von 0,1 mg/kg KG. Etwa 10 % aller Kinder reagieren primär oder nach mehrfacher Midazolamapplikation paradox mit Agitation und totaler Verwirrung. Eine Dosissteigerung bleibt in diesen Fällen erfolglos. Stattdessen kann auf Diazepam ausgewichen werden.

Ältere, vor allem „erfahrene" Kinder äußern aber oft den Wunsch, auf eine Sedierung zu verzichten, und möchten für die Punktion lediglich eine Analgetikum haben. In unserer Abteilung wird dazu Pethidin verwendet. Mit neueren Opiaten, wie dem Alfentanil, liegen bislang nur wenige Erfahrungen vor.

Als Monitoring sollte ein Pulsoxymeter sowie ein EKG-Monitor zur Verfügung stehen. Eine Absaugeinrichtung, Sauerstoff sowie eine Intubationsmöglichkeit sind unabdingbare Voraussetzungen für eine Analgosedierung zur Knochenmarkpunktion.

Neben dem Arzt, der die Punktion durchführt, sollte ein weiterer intensivmedizinisch erfahrener Arzt anwesend sein, um bei Komplikationen eingreifen zu können. Notwendig sind darüber hinaus mindestens 2 Kinderkrankenschwestern.

Sedierung und Analgesierung

Lokal:	Haut Emla, 1 h vor Punktion
i. v.:	0,1 mg/kg KG Midazolam i. v.
	1 mg/kg KG Pethidin langsam i. v.
Lokal:	Periost 2–3 ml Xylonest 2 %, 5 min vor Punktion

Risiken und Komplikationen

Die Knochenmarkpunktion ist eine risikoarme Untersuchung. Sie findet oft zu einem Zeitpunkt statt, zu dem bezüglich einer Diagnose noch keine genauen Angaben gemacht werden und die Patienten in deutlich reduziertem Allgemeinzustand sein können. Durch Therapieprotokolle vorgeschrieben Zeitpunkte für die KMP fallen in eine Zeit der Pneumonien oder nosokomialen Infektionen.

Symptomatik der akuten Leukämie

- Anämie, Blässe
- Fieber
- Blutungen
- Lymphknotenschwellung
- Heptasplenomegalie
- Immunsuppression

In der Regel haben die meisten Kinder eine mehr oder minder ausgeprägte Anämie. Fieber kann Ausdruck einer Infektion bei bereits länger bestehender Neutropenie sein. Aber auch der spontane oder durch Zytostatika verursachte Zerfall von Leukämie- oder Lymphomzellen führt über eine Ausschüttung von Interleukinen zu Fieber. Aufgrund von Thrombopenien muß mit dem Auftreten von stärkeren Blutungen gerechnet werden. Eine vermehrte Blutungsneigung ist auch von einigen myeloischen Leukämien bekannt, da die Leukämiezellen gerinnungsaktive Substanzen freisetzen.

Trotz dieser Auflistung von Begleitsymptomen sind über 70 % der erkrankten Kinder wenig durch ihre Leukämie beeinträchtigt.

Einzelne Risikopatienten können jedoch durch inadäquate Behandlung im Rahmen der initialen Diagnostik in lebensbedrohliche Situationen geraten.

Initiale Notfallsituation bei akuter Leukämie

- Intubationsschwierigkeiten (Infiltrate der oberen Luftwege)
- Akute Obstruktion der zentralen Atemwege und/oder obere Einflußstauung (mediastinale Lymphome)
- Hyperleukozytose (erhöhte Blutviskosität mit Leukostase in den kleinen Gefäßen, respiratorische Insuffizienz, zerebrale Durchblutungsstörung, akutes Zellzerfallsyndrom)

So können Infiltrate der oberen Luftwege bei akuter lymphatischer Leukämie oder Lymphomen die Sicht bei evtl. durchzuführenden Intubationen massiv einschränken und zu einem Intubationshindernis größeren Ausmaßes führen.

Bei Kindern mit mediastinal lokalisierten Lymphomen muß intraoperativ mit erheblichen Beatmungsproblemen gerechnet werden. Aufgrund der intrathorakalen Druckveränderungen kommt es zu einer akuten Obstruktion der zentralen Atemwege. In der Regel sind die betroffenen Kinder präoperativ vollkommen unauffällig. Insbesondere besteht kein Stridor.

Die unkritische Gabe von Kortikosteroiden kann fatale Folgen haben. Bereits auf eine einmalige Gabe eines Kortikoids reagieren Lymphom- und Leukämiezellen mit einer massiven Zytolyse. In der Folge kommt es rasch zu Hyperkaliämie, Hyperkalzämie und akutem Nierenversagen.

Trotz der potentiellen Risiken und Probleme ist die Knochenmarkpunktion ein relativ risikoarmer Eingriff. Bei der Frage, ob diese besser
in einer Analgosedierung oder Allgemeinanästhesie vorgenommen werden soll, muß auch bedacht werden, daß bei vielen Kindern häufige
Punktionen erforderlich sind und diese in den Therapieplan eingeglie-
dert werden müssen. Besonders zu Beginn der Erkrankung bieten diese
Kinder erhebliche Risiken, die durchaus gegen eine Allgemeinanästhesie
sprechen können. An der eigenen Abteilung wird die Knochenmarkpunktion seit vielen Jahren ohne Komplikationen in der oben beschriebenen Analgosedierung durchgeführt.

Sedierung oder Narkose bei diagnostischen Maßnahmen im Kindesalter?

Strategien und Konzepte bei diagnostischen Punktionen

P. Schirle

So wenig einem Säugling oder Kleinkind nahezubringen ist, warum es ins Krankenhaus muß, so wenig ist ihm der Sinn für evtl. anstehende diagnostische Maßnahmen zu erklären. Sind letztere darüber hinaus auch noch mit Schmerzen verbunden, gebietet dies den Einsatz von Verfahren und Medikamenten, die eine Analgesie oder Sedierung bei den kleinen Patienten hervorrufen.

Wie ein mögliches diesbezügliches Konzept bei diagnostischen Punktionen aussehen könnte, möchte ich im folgenden anhand des im Olga-Hospitals praktizierten Verfahrens darstellen.

Im Rahmen der anästhesiologischen Versorgung von Kindern bei diagnostischen Punktionen wird unsere Klinik seit 1992 für derartige Leistungen etwa 150mal/Jahr in Anspruch genommen. Hauptsächlich führen wir dabei eine Narkose durch bei Lumbal- und Knochenmarkpunktionen innerhalb der onkologischen Primärdiagnostik bzw. bei den sich daran anschließenden chemotherapeutischen Behandlungszyklen, seltener bei Weichteilbiopsien oder Organpunktionen.

Im ersten Halbjahr 1994 erbrachten wir insgesamt 88 Anästhesieleistungen bei diagnostischen Punktionen. Es handelte sich dabei um 55 Lumbalpunktionen und 40 Knochenmarkpunktionen, wobei in 20 Fällen in einer Sitzung lumbal punktiert und anschließend Knochenmark entnommen wurde.

Fünfmal entnahmen die Operateure Gewebeproben aus der Muskulatur. Außerdem wurden in jeweils 2 Fällen Probeentnahmen aus Leber, Haut, Nerven, Knochen und Thorax gewonnen. Jeweils einmal entstammte das Material aus Niere bzw. Darmschleimhaut. In der Aufstellung nicht berücksichtigt wurden die Patienten, bei denen neben größeren chirurgischen Eingriffen, z. B. einer Hickman-Katheter-Implantation oder einer Tumorentfernung, noch diagnostische Punktionen durchgeführt wurden (Tabelle 1).

Tabelle 1. Diagnostische Punktionen 1/1994–6/1994 (Olga-Hospital).

Eingriff	
– Lumbalpunktion (LP)	55
– Knochenmarkpunktion (KMP)	40
– Muskelbiopsie	5
– Leberbiopsie	2
– Hautbiopsie	2
– Nervenbiopsie	2
– Knochenbiopsie	2
– Thoraxwandbiopsie	2
– Nierenbiopsie	1
– Serienbiopsie (Darmschleimhaut)	1

Das Alter der Patienten betrug 1 Monat bis 18 Jahre. Der Großteil des Kollektivs, nämlich 50 Patienten, was ca. 57 % entspricht, war zwischen 1 und 5 Jahre alt. 8 % waren jünger als 1 Jahr, 25 % zwischen 5 und 10 Jahren alt und etwa 10 % älter als 10 Jahre (Abb. 1).

Einer Veröffentlichung von Sandler et al. [8] ist zu entnehmen, daß zumindest bei pädiatrischen onkologischen Patienten vor Lumbal- und Knochenmarkpunktionen zunehmend eine Prämedikation vorgenommen wird, wobei diese in der zitierten Arbeit jedoch nicht näher präzisiert wird. Waren es 1985 noch 20 bzw. 34 % der befragten Institute, die für diese Untersuchungen auf eine Prämedikation gänzlich verzichteten, so betrug dieser Prozentsatz 1989 nur noch 11 %.

Grundsätzlich wird an unserer Klinik die Entscheidung, ob für die in der Regel doch recht schmerzhaften Eingriffe eine Anästhesie benötigt wird, vom jeweils betreuenden Pädiater getroffen. Dabei wird im onkologischen Bereich bei der erstmaligen Punktion und bei Kindern unter 3 Jahren immer eine Mitarbeit der Anästhesieabteilung gewünscht. Insgesamt werden nach Einschätzung unserer Onkologen ca. 50–60 % der Punktionen in ihrer Abteilung in Narkose vorgenommen. Da es sich bei derartigen Eingriffen nicht um einmalige Vorgänge handelt, sondern diese in fest definierten zeitlichen Abständen, begleitend zur Chemotherapie, durchgeführt werden, ist es besonders wichtig, bei den kleinen Patienten eine hohe Akzeptanz zu erreichen.

Welche Anästhesieverfahren haben sich nun bei diagnostischen Punktionen bewährt?

Lumbalpunktionen wurden im untersuchten Kollektiv als intravenöse Narkose mit Midazolam/Ketamin durchgeführt, in einem Fall als Keta-

Abb. 1.

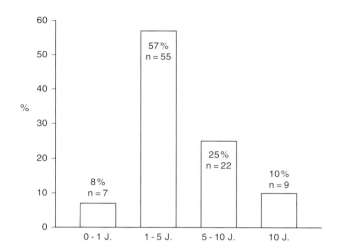

minmononarkose, ohne daß hierbei ersichtlich wurde, warum man auf die Benzodiazepinkomponente verzichtete (Tabelle 2).

Knochenmarkpunktionen wurden in 36 von 40 Fällen ebenfalls mit Midazolam und Ketamin durchgeführt, einmal als Propofol-Alfentanil-Narkose. In 3 Fällen handelte es sich um Intubationsnarkosen bei Säuglingen im Alter von 1, 1 1/2 und 8 Monaten. Bei 2 dieser Patienten wurde gleichzeitig noch eine Leberbiopsie bzw. eine Thorax-PE entnommen (Tabelle 3). Bei der in einer Sitzung vorgenommenen Lumbal- und Knochenmarkpunktion fand in allen 20 Sitzungen eine Ataranalgesie Anwendung.

Ein breites Spektrum von Narkoseverfahren wurde zur Gewinnung von Muskelgewebe eingesetzt. Kennzeichnend ist hierbei der Verzicht auf Triggersubstanzen, welche eine Rhabdomyolyse und/oder eine MH auslösen können.

Intubationsnarkosen wurden durchgeführt bei der Leber-, Nerven-, Knochen-, Thoraxwand-, offenen Nieren- sowie Serienbiopsie der Darmschleimhaut. Hautbiopsien wurden in Ketaminmononarkose durchgeführt. Jeweils einmal wurde bei einer Leber- bzw. Knochenbiopsie Ketamin in Kombination mit Midazolam eingesetzt.

Aus letzteren Fällen Konzepte oder Strategien ableiten zu wollen, erscheint aufgrund der geringen Fallzahlen wenig sinnvoll.

Etwas detaillierter soll daher auf die Midazolam/Ketamin-Narkose bei Lumbal- und Knochenmarkpunktionen eingegangen werden, da sie mit

Tabelle 2. Narkoseverfahren bei Lumbalpunktionen.

Lumbalpunktion	55
davon:	
– Midazolam/Ketamin i. v.	54
– Ketamin i. v.	1

Tabelle 3. Narkoseverfahren bei Knochenmarkpunktionen.

Knochenmarkpunktion	40
davon:	
– Midazolam/Ketamin i. v.	36
– Disoprivan/Alfentanil, O_2/N_2O	1
– ITN	3

85 % die mit Abstand häufigsten Indikationen darstellen. Dabei wenden wir in ca. 93 % der Fälle die Ataranalgesie an. Ziel ist es, unter Sedierung eine komplette Analgesie zu erreichen. Die Vigilanz ist bis zur Bewußtlosigkeit eingeschränkt, protektive Reflexe bleiben erhalten, es erfolgt jedoch kein zielgerichtetes Verhalten mehr auf physische oder verbale Aufforderung hin.

Bezüglich der Zeitdauer der Eingriffe ergaben sich folgende Zahlen: 18 Eingriffe konnten innerhalb von 5 min beendet werden, davon waren 14 Lumbal- und 4 Knochenmarkpunktionen. 28 Eingriffe dauerten zwischen 5 und 10 min mit einer Durchschnittsdauer von 9,7 min. Davon waren 15 Lumbalpunktionen, 7 Knochenmarkpunktionen, und 6mal wurden Lumbal- und Knochenmarkpunktion gleichzeitig ausgeführt. Zwischen 10 und 20 min dauerten 17 Eingriffe, im Durchschnitt 16 min. Es handelt sich um 5 Lumbal-, 3 Knochenmarkpunktionen und 9mal um die Kombination der beiden Punktionen. Über 20 min und einem durchschnittlichen Zeitaufwand von 35 min dauerten 6 Eingriffe, davon 1 Knochenmarkpunktion, und 5mal wurde in einer Sitzung lumbal punktiert und Knochenmark entnommen (Tabelle 4).

Hinsichtlich der benötigten Medikamentendosen ergaben sich in Gruppe 1, d. h. bei Eingriffen bis zu einer Dauer von 5 min, folgende Zahlen: Im Rahmen der Lumbalpunktion $2{,}56 \pm 0{,}72$ mg/kg KG Ketamin und $3{,}02 \pm 0{,}73$ mg/kg KG Ketamin bei Knochenmarkpunktionen. Midazolam wurde in einer Dosierung von $0{,}08 \pm 0{,}02$ mg/kg KG bzw. $0{,}11 \pm$

Tabelle 4. Zeitaufwand bei diagnostischen Punktionen (LP und KMP).

	$\varnothing$ [min]	n	LP	KMP	LP + KMP
< 5 min	5	18	14	4	–
5–10 min	9,7	28	15	7	6
10–20 min	16	17	5	3	9
> 20 min	35	6	–	1	5

0,03 mg/kg KG verabreicht. Die erforderlichen Dosen in Gruppe 2 für Eingriffe, die 5–10 min beanspruchen, unterscheiden sich nicht wesentlich von denen in Gruppe 1, was aufgrund der Pharmakokinetik des Ketamin nicht weiter überrascht. Eingriffe mit einer Zeitdauer zwischen 10 und 20 min verursachen bei Lumbalpunktionen keinen erhöhten Medikamentenbedarf. Es ist zu vermuten, daß der schmerzintensivste Schritt, nämlich die Punktion durch Haut und Subkutis, innerhalb von 10 min gelingt und die Umverteilung des Ketamins in diesem Zeitraum noch nicht abgeschlossen ist. Das Durchdringen der Bandstrukturen sowie die Liquorgewinnung bzw. intrathekale MTX-Injektion verursachen keine Schmerzen mehr. Die deutlich höher liegenden Ketamindosen von 4,14 ± 1,38 mg/kg KG bei Knochenmarkpunktion bzw. der Kombination von Lumbal- und Knochenmarkpunktion sind dadurch bedingt, daß sich hierbei auch stärkere Schmerzreize nach über 10 min einstellen, einer Zeitspanne also, in der die rasche Umverteilung des Ketamins aus dem ZNS in andere gut durchblutete Organe und Gewebe stattgefunden hat und daher eine Nachinjektion erforderlich macht. Die höchsten Dosen an Ketamin sehen wir dann erwartungsgemäß in Gruppe 4. Die Midazolamdosierungen sind in allen 4 Gruppen vergleichbar (Tabelle 5).

Insgesamt liegen damit die Ketamindosierungen im pädiatrischen Krankengut etwas höher als die im Erwachsenenbereich empfohlenen Dosierungen. Diese Tatsache wurde in Studien von mehreren Untersuchern ebenfalls beschrieben, bei denen sich für Kinder kürzere Halbwertzeiten, höhere Plasmaclearancewerte und höhere erforderliche Dosen für Ketamin ergaben [3, 4, 5, 6].

Inwieweit sich durch höhere Dosen an Midazolam die Ketamindosen reduzieren lassen, bleibt offen. Die Diskussion über algetische bzw. analgetische Eigenschaften der Benzodiazepine ist noch nicht abgeschlossen. Behne [2] hat sich mit dieser Fragestellung befaßt; eine systematische Untersuchung darüber steht noch aus. Dabei muß man sich aber der Gefahr einer verstärkten Atemdepression bewußt sein. Bei den

Tabelle 5. Durchschnittliche Medikamentendosierung.

Gruppe 1 (< 5 min)	
LP	2,56 ± 0,72 mg/kg KG Ketamin i. v.
	0,08 ± 0,02 mg/kg KG Midazolam i. v.
KMP	3,02 ± 0,73 mg/kg KG Ketamin i. v.
	0,11 ± 0,03 mg/kg KG Midazolam i. v.
Gruppe 2 (5–10 min)	
LP	2,33 ± 0,59 mg/kg KG Ketamin i. v.
	0,07 ± 0,02 mg/kg KG Midazolam i. v.
KMP	3,00 ± 0,84 mg/kg KG Ketamin i. v.
LP + KMP	0,10 ± 0,03 mg/kg KG Midazolam i. v.
Gruppe 3 (10–20 min)	
LP	2,18 ± 0,53 mg/kg KG Ketamin i. v.
	0,06 ± 0,02 mg/kg KG Midazolam i. v.
KMP	4,14 ± 1,38 mg/kg KG Ketamin i. v.
LP + KMP	0,08 ± 0,03 mg/kg KG Midazolam i. v.
Gruppe 4 (> 20 min)	
KMP	4,68 ± 0,82 mg/kg KG Ketamin i. v.
LP + KMP	0,09 ± 0,04 mg/kg KG Midazolam i. v.

von uns angewandten Dosierungen sahen wir diesbezüglich im untersuchten Kollektiv keine Komplikationen.

Im praktischen Alltag hat sich folgendes Vorgehen an unserer Klinik bewährt: Die häufig ambulant einbestellten Patienten werden vor Beginn der Anästhesie entsprechend den bekannten Richtlinien untersucht. Nach dem Aufklärungsgespräch, in dem insbesondere auf den der „dissoziativen" Anästhesie charakteristischen „leeren Blick" hingewiesen wird, erfolgt die Einwilligung zur Narkose durch die Eltern, die bis zum Einschlafen des Kindes im Untersuchungszimmer bleiben. Eine je nach Alter 4- bis 6-stündige Nüchternzeit wird gefordert. Die kleinen Patienten sind in der Regel nicht prämediziert, haben jedoch einen venösen Zugang liegen, über den die Narkose eingeleitet werden kann. Grundsätzlich erhalten alle Kinder vor Ketamingabe 0,01 mg/kg KG Atropin i. v., um einer Hypersalivation vorzubeugen, die ursächlich einen Laryngospasmus auslösen kann. Anschließend erfolgt die Punktion im Sitzen, in Seiten- oder Bauchlage.

Zur Überwachung wird ein Pulsoxymeter angeschlossen, eine O_2-Vorlage und eine Absaugvorrichtung stehen zur Verfügung, ebenso die

Möglichkeit zur Maskenbeatmung oder Intubation. Für den punktieren-
den Arzt sind unter diesem Regime optimale Bedingungen geschaffen.

Zum Schluß sollen nochmals die Vorteile der intravenösen Midazo-
lam/Ketamin-Narkose aufgezeigt werden (Tabelle 6).

Ketamin läßt sich schmerzfrei verabreichen, wobei unterschiedliche
Applikationswege zur Verfügung stehen. Es verfügt über die erwünsch-
ten analgetischen Effekte, die Atmung wird nicht beeinträchtigt. Darüber hinaus bleiben die pharyngealen Reflexe erhalten, wobei wegen
einer möglichen Hypersalivation die Gabe von Atropin empfohlen wird.
Durch seine hohe Lipidlöslichkeit kommt es zur raschen Anflutung im
Gehirn, nach 30–60 s erfolgt der Wirkeintritt. Nach ca. 10 min mißt man
nur noch geringe Konzentrationen im ZNS, während die übrigen stark
durchbluteten Organe etwa 70 % der Menge aufgenommen haben. Was
die horizontale Steuerbarkeit anbelangt, könnte diese durch den Einsatz
von reinem S(+)-Ketamin weiter verbessert werden. Für dieses rechts-
drehende Isomer mit der 3fachen anästhetischen und analgetischen Po-
tenz des linksdrehenden R(–)-Ketamins ist ein signifikant verbessertes
Aufwachverhalten beschrieben [1]. Die vertikale Steuerbarkeit ist ausge-
zeichnet.

Tabelle 6. Vorteile der Ataranalgesie.

Ketamin	– Schmerzlose Applikation, unterschiedliche Applikationswege (i. v., i. m., nasal, rektal) – Starke analgetische Effekte – Pharyngeale Schutzreflexe bleiben erhalten (Atropinvorgabe) – Rascher Wirkeintritt, schnelle Umverteilung (S(+)-Ketamin), kurze Erholungszeit – Gute vertikale Steuerbarkeit
Midazolam	– Schmerzlose Applikation, unterschiedliche Applikationswege (i. v., i. m., nasal, rektal) – Minimale Gefahr der Atemdepression (0,05–0,10 mg/kg KG i. v.) – Anterograde Amnesie – Kurze Halbwertszeit, schnelle Erholungszeit – Antagonisierbar
Midazolam/Ketamin	– Abschwächung sympathomimetischer Effekte – Unterdrückung psychomimetischer Effekte – Hohe Akzeptanz

Midazolam zeichnet sich ebenfalls durch die gut verträgliche Applikation aus. In der gewählten Dosierung von 0,05–0,10 mg/kg KG i. v. besteht nur eine minimale Gefahr der Atemdepression. Erwünscht ist durchaus auch eine anterograde Amnesie, welche beim Midazolam im Vergleich zu den anderen Benzodiazepinen am ausgeprägtesten ist. Nicht zuletzt seine Pharmakokinetik läßt es ebenfalls vorteilhaft erscheinen für die Anwendung bei Kurzzeiteingriffen.

In der Kombination der beiden Medikamente hat die Midazolamkomponente eine abschwächende Wirkung auf die sympathomimetischen Effekte des Ketamins. Gleichzeitig werden die psychomimetischen Nebenwirkungen unterdrückt.

In einer Studie von Marx et al. aus dem Jahre 1993 [7] werden bei etwas niedrigeren Dosierungen als wir sie verwendeten, Erholungszeiten von 34 ± 16 min angegeben. Dies entspricht in etwa unserer klinischen Beobachtung mit Erholungszeiten von ca. 45–60 min.

Dieses Verfahren erfreut sich einer hohen Akzeptanz, und ein zufriederer Patient ist das Ziel unserer Arbeit.

Literatur

1. Adams HA, Bauer R, Menke W et al. (1992) TIVA mit S(+)-Ketamin in der orthopädischen Alterschirurgie; endokrine Stressreaktion, Kreislauf- und Aufwachverhalten. Anästhesist 41[Suppl 1]: 184
2. Behne M (1994) Benzodiazepine als Bestandteil der Analgosedierung in der Intensivmedizin. Anästh Intensivmed 35: 97
3. Cederholm I, Bengtsson M, Bjorkman S et al. (1990) Long term high dose morphine, ketamine and midazolam infusion in a child with burns. Br J Clin Pharmac 30: 901
4. Cook DR, Stiller R, Dayton P (1982) Pharmakokinetics of ketamine in infants and small children. Anesthesiology 57: 428
5. Grant IS, Nimmo WS, McNichol LR et al. (1983) Ketamine disposition in children and adults. Br J Anaesth 55: 1107
6. Lockhart CW, Nelsin WL (1974) The relationship of ketamine requirement to age in pediatric patients. Anestesiology 40: 507
7. Marx CM, Stein J, Tyler MK et al. (1993) Ketamine-Midazolam versus Meperidine-Midazolam for painful oncologic procedures in children. Clin Pharmacol Therap. 53: 146
8. Sandler ES, Weyman C, Conner K et al. (1992) Midazolam versus Fentanyl as premedication for painful procedures in children with cancer. Pediatrics 89: 631

Diskussion
zu den Beiträgen Strauß et al. und Schirle

Frage

Welche Methoden der Sedierung bzw. Analgesie kommen bei Lumbalpunktionen bzw. Knochenmarkpunktionen in Frage?

Antwort

Bei der Lumbalpunktion wird die Haut lokal mit Emla-Creme anästhesiert, die Subkutis mit Lokalanästhesie infiltriert. Eine Sedierung ist nicht unbedingt erforderlich, gefährlich bei Meningitis, da in diesem Fall der Wachheitsgrad der Kinder nicht mehr gut zu beurteilen ist. Wiederholte Knochenmarkpunktionen bei onkologischen Kindern müssen in jedem Fall unter ausreichender Analgesie, erforderlichenfalls auch Sedierung durchgeführt werden, v. a., da die Punktion an sich schwierig sein kann, wiederholte Versuche erforderlich werden können und damit der Zeitaufwand für die Punktion inklusive der Schmerzdauer ansteigt.

Bei der Knochenmarkpunktion ist neben der Lokalanästhesie mit Emla-Creme und der Infiltration der Subkutis in jedem Fall eine Infiltration des Periosts mit Lokalanästhesie notwendig. Da vor allen Dingen die Aspiration des Knochenmarks schmerzhaft ist, ist die intravenöse Gabe eines Opiats möglichst mit sedierender Komponente wie Piritramid, Rapifen bzw. Sufentanil indiziert.

Die Applikation potenter Opioide bzw. Sedativa ist an die Anwesenheit eines mit diesen Methoden erfahrenen Arztes gebunden, der bei Zwischenfällen kompetent reagieren kann. Des weiteren ist ein ausreichendes Monitoring mit pulsoxymetrischer Überwachung, EKG und klinischer Überwachung der Atmung zu fordern.

Frage

Welche besondere Problematik ergibt sich bei Knochenmarkpunktionen onkologischer Patienten bei Behandlungsbeginn?

Antwort

Die Knochenmarkpunktion bei onkologischen Patienten steht am Anfang der Behandlung: Die Kinder können in einem deutlich reduzierten Allgemeinzustand sein und sind oft besonders infektionsgefährdet. Invasive Maßnahmen, die in diesem Fall auch die Intubation beinhalten, sind in den ersten 1–2 Wochen nach Möglichkeit zu umgehen. Allein die Keimverschleppung durch den Tubus in die tiefen Atemwege kann zu schweren septischen Komplikationen mit fatalem Ausgang führen.

Kinder mit Infiltraten der oberen Luftwege oder mediastinalen Lymphomen können intraoperativ plötzlich erhebliche Beatmungsprobleme entwickeln: Akute Obstruktionen können einen lebensbedrohlichen Zustand hervorrufen, die Kortikoidtherapie kann darüber hinaus die Situation weiter verschlechtern, da Lymphom- und Leukämiezellen durch massive Zytolyse zu Hyperkaliämie, Hyperkalzämie und akutem Nierenversagen führen.

Gastrointestinale Endoskopie im Kindesalter

B. Rodeck

Seit Anfang der 60er Jahre die ersten fiberoptischen Geräte zur gastrointestinalen Endoskopie zur Verfügung standen, hat sich diese Methode in Diagnostik und Therapie der Gastroenterologie fest etabliert und ist zur unverzichtbaren Routine geworden. Zehn Jahre später wurden dann auch die ersten fiberoptischen Endoskopien im Kindesalter durchgeführt [14, 15, 18]. Der Wert dieser Untersuchung beruht auf der Möglichkeit der direkten Betrachtung der Schleimhaut und der Entnahme von Biopsien zur histologischen Begutachtung. Darüber hinaus ist das Spektrum der therapeutischen Interventionen in den letzten Jahren ständig erweitert worden. Somit ist die Endoskopie heute ein fest integrierter Teil auch der pädiatrischen Gastroeneterologie.

Auch wenn die pädiatrische Endoskopie sich aus der Endoskopie beim Erwachsenen entwickelt hat, bestehen doch erhebliche Unterschiede zwischen den beiden Patientengruppen. Die Endoskopie beim Säugling und Kleinkind ist technisch schwieriger. Die Geräte müssen auf die Größe des Kindes abgestimmt sein. Kleinere Geräte bedeuten aber in der Regel weniger Lichtstärke und geringere Abwinklungsmöglichkeiten des Gerätekopfes. Der Arbeitskanal ist enger, so daß die Absaugkapazität limitiert ist; zudem kann nur kleiner dimensioniertes Instrumentarium über das Endoskop geführt werden.

Eine der Hauptindikationen zur gastrointestinalen Endoskopie beim Erwachsenen ist die Diagnostik von malignen Erkrankungen. Gastrointestinale Malignome beim Kind sind aber extrem selten. Der Indikationsbereich beim Kind ist breit gestreut und unterscheidet sich deutlich von dem des Erwachsenen.

Kinder brauchen eine sorgfältige Vorbereitung vor der Untersuchung, die auf ihr kognitives und psychosoziales Entwicklungsstadium abgestimmt ist. Das chronologische Alter gibt hierbei nur Orientierungshilfen, eine individuelle einfühlsame und behutsame Aufklärung ist unverzichtbar.

Der vorliegende Beitrag befaßt sich mit dem Indikationsbereich der pädiatrischen Endoskopie, der Häufigkeit der verschiedenen Untersuchungen an einer Schwerpunktklinik für pädiatrische Gastroeneterologie und mit den dafür notwendigen Sedierungs- bzw. Narkoseverfahren. Die Definition einer leichten Sedierung, einer tiefen Sedierung und einer Narkose entspricht dem Schema der American Academy of Pediatrics Committee on Drugs [2].

Indikationen

Tabelle 1 listet die Häufigkeit der Endoskopieuntersuchungen in unserem Krankengut auf. Die Ösophagogastroduodenoskopie ist mit 80 % sehr viel häufiger als die Koloskopie. Auch wenn im folgenden zwischen Ösophagoskopie, Gastroskopie und Duodenoskopie unterschieden wird, wird doch bei jedem Patienten eine vollständige Endoskopie durchgeführt, um die diagnostische Ausbeute zu maximieren.

Ösophagoskopien

Ösophagusvarizen

Die Diagnostik und Therapie von oberen intestinalen Blutungen ist in unserem Krankengut die häufigste Indikation zur Durchführung einer Ösophagogastroduodenoskopie (s. Tabelle 2). Ursache ist in den meisten Fällen eine Blutung aus Ösophagusvarizen. Dies entspricht nicht

Tabelle 1. Gastrointestinale Endoskopie 1990–1994 an der Medizinischen Hochschule Hannover (n = 1000).

	n
Obere Intestinoskopien	808
– Ösophagoskopien	491
– Gastroduodenoskopien	309
– Duodenoskopien	8
Koloskopien	192

Tabelle 2. Indikationen zur Ösophagoskopie (n = 491).

Diagnostische Ösophagoskopie (n = 171)	35 %
Suche/Kontrolle Ösophagusvarizen	20 %
Ösophagitis	5 %
Ingestion ätzender Flüssigkeiten	6 %
Verschiedenes	3 %
Interventionelle Ösophagoskopie (n = 320)	65 %
Sklerotherapie von Varizen	53,4 %
Bougierung/Dilatation	9,3 %
Fremdkörperextraktion	2,3 %

den Erfahrungen anderer Autoren, die als häufigste Ursachen Duodenal-, Magenulzera, erosive Gastritiden und Ösophagitiden sehen [12, 19, 30]. Der Grund dafür ist die Vorselektion unseres Krankengutes. Ein großer Teil unserer Patienten sind Kinder mit einer portalen Hypertension. Etwa 80 % von ihnen leiden an einer terminalen Leberinsuffizienz; sie werden uns zur Lebertransplantation vorgestellt. Nur 20 % haben eine prähepatische protale Hypertension (z. B. Pfortaderthrombose; s. Tabelle 3). Auch dieses Verhältnis ist in den meisten pädiatrischen Studien umgekehrt [22, 31].

Eine akute Blutung aus Ösophagusvarizen bei Patienten mit Leberzirrhose ist ein dramatisches Ereignis mit einer Kurzzeitletalität von 40 % [32]. Die Sklerotherapie hat sich als effektives Behandlungkonzept des Managements akuter Blutungen und der Prävention zukünftiger Blutungen herausgestellt [9, 22]. Wir injizieren das Sklerosierungsmittel (1 % Polidocanol) bevorzugt intravasal bis zu einer Gesamtdosis von maximal 20–25 ml in Einzelportionen von 1–3 ml. Höhere Dosierungen können bei Kleinkindern systemische Nebenwirkungen (Azidose, Hypoxie) induzieren.

Die Sklerotherapie sollte grundsätzlich in Narkose durchgeführt werden, da dann der Patient ruhig liegt, die Atemwege vor Aspirationen von Skelrosierungsmittel und/oder Blut geschützt sind und größere Endoskope mit besseren Absaugmöglichkeiten eingesetzt werden können, ohne die Atemwege zu komprimieren. Die Narkoseführung muß die Multimorbidität der meisten dieser Kinder berücksichtigen. Die schlechte Leberfunktion führt zu einer verringerten Aktivität der Gerinnungsfaktoren. Die Blutungsneigung wird unterstützt durch eine Thrombopenie, die Folge des Hyperspleniesyndroms bei portaler Hypertension ist. Die Kinder haben oft eine Hepatosplenomegalie mit Aszi-

Tabelle 3. Sklerotherapie von Ösophagusvarizen.

Sklerosierungsmittel	Polidocanol 0,1 %
Patienten	133
– prähepatische portale Hypertension	27
– intrahepatische portale Hypertension	106
Medianes Alter in Jahren (Bereich)	6 (0,7–21,8)
Anzahl der Sklerotherapien	557
Aktive Blutung bei Sklerotherapie	7 %

tes. Daraus resultiert ein Zwerchfellhochstand mit Kompression der basalen Lungenabschnitte [28]. Vor dem Eingriff müssen die Kinder kardiorespiratorisch stabilisiert werden, evtl. Thrombozytenkonzentrate und FFP („fresh frozen plasma") gegeben werden. Eine Medikation mit Somatostatin oder Vasopressin senkt den Druck im Pfortadersystem. Wenn die akute Blutung auch damit nicht beherrscht werden kann, muß vorübergehend eine Sengstaken-Sonde gelegt werden.

Ösophagitis

Ein Patient mit Symptomen einer Refluxösophagitis sollte endoskopiert werden, um das Ausmaß der Schleimhautverhänderungen zu dokumentieren. Bei Vorliegen eines therapieresistenten Refluxes muß die Indikation zu einer Fundoplicatiooperation gestellt werden [34]. Infektiöse Ösophagitiden sind in unserem Krankengut selten. Bei immunsupprimierten Kindern findet man gelegentlich Candidaösophagitiden. Aber auch bei immunkompetenten Kindern kann eine Herpesösophagitis auftreten [29]. Die klinische Symptomatik von Ösophagitiden ist variabel. Sie reicht von Regurgitation von Nahrung bis zur Dysphagie und Nahrungsverweigerung.

Ingestion ätzender Flüssigkeiten

Im Kindesalter liegt meist ein Ingestionsunfall vor. Die Kinder sind in der Regel jünger als 5 Jahre mit einem Altersgipfel von 24 Monaten [7]. Am gefährlichsten sind Ingestionen mit Laugen. Laugen schmecken meist neutral, so daß auch größere Mengen schmerzfrei geschluckt werden können. Sie verursachen eine Kolliquationsnekrose, die auch tiefe Schichten des Ösophagus erreicht. Säuren dagegen bedingen eine Koagulationsnekrose; die dabei entstehende Schorfschicht kann tiefere Regionen schützen [17]. Bei Patienten mit Schmerzen und/oder Schluckstörung sollte innerhalb von 12 h eine Ösophagogastroduodenoskopie durchgeführt werden, um das Ausmaß der Verätzung zu beurteilen. Betreffen sie die gesamt Zirkumferenz des Ösophagus, so wird meist eine Therapie mit Steroiden empfohlen. Diese Empfehlung stützt sich bislang allerdings nur auf tierexperimentelle Studien; bei Kindern konnte ein Einfluß auf die Entwicklung von Ösophagusstenosen nicht nachgewiesen werden [3].

Bougierung/Dilatation von Ösophagusstenosen

Es gibt mehrere Möglichkeiten der Aufdehnung von Ösophagusstenosen. Wir hevorzugen die Bougierung mit Gilliard-Bougies über einen endoskopisch plazierten Draht unter Bildwandlerkontrolle. Bei Erwachsenen hat sich die Bougierung gegenüber der Ballondilatation als überlegen erwiesen. In einer radomisierten Studie war die Dysphagie schneller verschwunden und die Ösophagusenge weiter aufgedehnt [13]. Die Bougierung von Ösophagusstenosen ist schmerzhaft, so daß eine Analgesie notwendig ist.

Fremdkörperextraktion

Fremdkörper im Ösophagus sollten wegen der Gefahr von Drucknekrosen schnell entfernt werden. Am häufigsten ist die Münzingestion bei Kindern im Alter von 6 Monaten bis 4 Jahren. Die endoskopische Entfernung unter Narkose ist sicher, man kann gleichzeitig evtl. Ösophagusengen diagnostizieren und sekundäre Schleimhautläsionen beurteilen [7]. Batterien im Ösophagus können innerhalb von nur 6 h zu einer Perforation führen [24], sie müssen daher so rasch wie möglich entfernt werden.

Gastroskopie

Diagnostische Gastroskopie

Bei einem großen Teil der Patienten mit M. Crohn findet man auch eine Beteiligung im endoskopisch erreichbaren oberen Intestinaltrakt [10]. Wir führen daher bei allen Patienten mit einem Verdacht auf eine chronisch-entzündliche Darmerkrankung unter Narkose eine Koloskopie und eine Ösophagogastroduodenoskopie durch (Tabelle 4).

Peptische Läsionen sind in unserem Krankengut nicht so häufig wie bei anderen (s. oben). Bei einem kleinen Teil der Patienten können wir auch mit der Endoskopie die Ursache einer gastrointestinalen Blutung nicht klären.

Interventionelle Gastroskopie

Perkutan-endoskopische Gastrostomie (PEG)

Die PEG ist bei Patienten indiziert, die wegen Schluckstörungen unterschiedlicher Genese dauerhaft sondenpflichtig sind oder bei denen wegen einer konsumierenden Grunderkrankung eine Hyperalimentation notwendig ist (Tabelle 5). Die Technik wurde erstmals von Gauderer 1980 beschrieben [16]. Nach endoskopischer Luftinsufflation legt sich die Magenwand der Bauchwand an. Bei positiver Diaphanoskopie wird durch die Bauchhaut eine Kanüle in den Magen geschoben, über die ein Faden eingeführt wird. Der Faden wird endoskopisch mit einer Zange

Tabelle 4. Indikationen zur Gastroskopie (n = 309).

Diagnostische Gastroskopie (n = 184)	59,5 %
Chronisch-entzündliche Darmerkrankung	29,4 %
Peptische Läsionen (Gastritis/Ulkus)	18,7 %
Intestinale Blutung	6,8 %
Fremdkörpersuche	2,3 %
Verschiedenes	2,3 %
Interventionelle Gastroskopie (n = 125)	40,5 %
PEG-Anlage	26,3 %
PEG-Entfernung	12,6 %
Fremdkörperextraktion	1,6 %

Tabelle 5. Grunderkrankungen bei der percutanen endoskopischen Gastrostomie (PEG) (n = 70).

Mukoviszidose	38,6 %
ZNS-Schaden	22,9 %
Andere Schluckstörungen	12,6 %
Chronische Niereninsuffizienz	7,1 %
Stoffwechselerkrankungen	4,3 %
Leberzirrhose	4,3 %
Verschiedenes	10,2 %

gefaßt und mit dem Endoskop via Magen Ösophagus und Mundhöhle gezogen. Der orale Teil des Fadens wird an das Sondensystem geknotet; durch Zug an dem aboralen Teil wird die Sonde durch das Stroma in ihre endgültige Lage gebracht. Eine Halteplatte verhindert das Durchrutschen durch das Stoma. Die Vorteile gegenüber der nasogastralen Sonde liegen auf der Hand. Die Sonde ist kürzer und damit weniger verstopfungsanfällig. Die Stigmatisierung des Sondenträgers entfällt, da das System komplett unter der Kleidung getragen wird.

Bei unseren Patienten wird die PEG vorwiegend bei Kindern mit einer Mukoviszidose zur Hyperalimentation gelegt. Wir konnten zeigen, daß durch diese Nahrungsapplikation neben anthropometrischen Parametern auch die Lungenfunktion verbessert werden kann [27]. Die Sonde kann über Jahre liegen und braucht nur bei Materialermüdung gewechselt zu werden.

Wir führen die PEG grundsätzlich auch bei der problematischen Grunderkrankung in Narkose durch. Die Patienten müssen schmerzfrei sein, absolut ruhig auf dem Rücken liegen, auch bei maximaler Luftfüllung des Magens muß eine ausreichende Ventilation und Oxygenierung sichergestellt sein. Bei der Entfernung einer PEG wird wie bei einer Fremdkörperextraktion vorgegangen.

Fremdkörperextraktion

Die meisten Fremdkörper, die den Ösophagus passieren, passieren auch den Magen-Darm-Trakt [21]. Man kann den spontanen Abgang innerhalb einer Woche abwarten. Sind sie dann immer noch radiologisch im Magen nachweisbar, sollten sie endoskopisch entfernt werden. Eine Ausnahme machen Batterien, die innerhalb von 18 h entfernt werden sollten, insbesondere wenn sie einen Durchmesser von mehr als 15 mm haben [26].

Duodenoskopie

Indikationen zur Diodenoskopie sind peptische Läsionen oder eine
ERCP bei Kindern mit Gallenwegserkrankungen oder Pankreatitis. Die
ERCP ist bei fast allen Kindern mit üblichen Seitblickduodenoskopen
sicher durchführbar, für Säuglinge und Kleinkinder gibt es auch pädiatrische Geräte [25]. Eine Analgesie bei der Untersuchung ist notwendig;
wir führten sie grundsätzlich in Narkose durch.

Koloskopie

Eine Koloskopie wird meist bei Kindern mit Verdacht auf eine chronisch-entzündliche Darmerkrankung vorgenommen (s. Tabelle 6). Patienten mit rektalen Blutungen sind weitaus seltener. Eine weitere wichtige Indikation ist die Verlaufskontrolle bei Kindern mit diagnostizierter
Colitis ulcerosa, M. Crohn oder nichtklassifizierbarer Kolitis. Vor der
Untersuchung ist eine vollständige Reinigung des Dickdarmes notwendig. Ein ungenügender Überblick bei der Endoskopie führt zu Fehldia-
gnosen und erhöht die Komplikationsrate. Im Gegensatz zu der zwar
unangenehmen, aber nicht schmerzhaften oberen Intestinoskopie kann
eine Koloskopie sehr schmerzhaft sein. Wir führen sie daher grundsätzlich in Narkose durch. Dies hat den Vorteil, daß man bei Kindern mit
Verdacht auf M. Crohn in derselben Narkose auch eine obere Intestinoskopie vornehmen kann (s. oben). Ein gewisser Nachteil ist, daß die
Untersuchung dann nicht mehr durch das Schmerzempfinden des Patienten kontrollierbar wird. Ein erfahrener Untersucher kann aber auch
unter Narkosebedingungen eine sichere Koloskopie durchführen. Eine
seltene, aber schwere Komplikation ist eine Darmperforation, die auch
bei behutsamer Technik allein durch die notwendige Luftinsufflation bei
einer hochgradig entzündenden Schleimhaut auftreten kann.

Tabelle 6. Indikation zur Koloskopie (n = 192).

M. Crohn, Erstdiagnose	14 %
Colitis ulcerosa, Erstdiagnose	9,4 %
Verdacht/Kontrolle einer Kolitis	56,8 %
Rektale Blutung	11,5 %
Polypabtragung	8,3 %

Polypektomie

Kolorektale Polypen sind eine zwar wichtige, aber eher seltene Ursache rektaler Blutungen im Kindesalter. Eine vollständige Koloskopie erlaubt die sichere Diagnose, Lokalisation und therapeutische Abtragung des Polypen. Dieser sollte nach Möglichkeit geborgen und histologisch untersucht werden. Fast alle Polypen sind benigne juvenile Polypen. Die häufigste Lokalisation ist im Rektum und im Sigma, sie können aber überall im Kolon vorkommen. Meist sind sie solitär, können aber auch multipel vorkommen [23]. Die Patienten sind in der Regel im Kleinkindalter. Die Abtragung erfolgt mit einer Diathermieschlinge.

Sedierungs- und Narkoseverfahren

Fast alle intestinalen Endoskopien werden beim Erwachsenen ohne oder in leichter Sedierung durchgeführt; eine tiefe Sedierung ist selten notwendig, eine Narkose fast nie. Bei älteren Kindern und Jugendlichen ist nach entsprechender Vorbereitung und Aufklärung eine Endoskopie gelegentlich unter ähnlichen Bedingungen möglich. Meist aber muß man eine tiefe Sedierung oder eine Narkose durchführen, da Kinder nicht in dem Maße wie Erwachsene einsichtsfähig und im Sinne des Endoskopikers kooperativ sind. Ich halte es nicht für adäquat, gegen den erklärten Willen des Kindes eine längerdauernde, unangenehme, oft schmerzhafte Prozedur durchzusetzen. Neben prinzipiellen ethischen Bedenken führt ein solches Vorgehen häufig zur Verlängerung oder sogar zum Abbruch der Untersuchung ohne Ergebnis, zumeist zur Beeinträchtigung der Qualität der Endoskopie. Das Kind und u. U. die Eltern haben ein traumatisches Erlebnis hinter sich und sind in ihrem Vertrauen zum Behandler nachhaltig gestört. Die oft chronisch kranken Patienten sind zutiefst verunsichert, suchen andere Betreuer und beginnen so die von uns immer wieder beklagte Odyssee von Arzt zu Arzt. Man darf bei einem Kind nicht die Kooperationsbereitschaft eines Erwachsenen bei der Endoskopie erwarten!

Die Frage, ob bei einem Kind eine tiefe Sedierung ausreicht oder eine Narkose vorgenommen werden muß, wird in der pädiatrischen Literatur kontrovers diskutiert [1, 5, 6, 20]. Bei schmerzhaften Eingriffen oder wenn der Patient absolut ruhig liegen muß, um eine sichere interventionelle Endoskopie zu ermöglichen (s. oben), empfehlen wir die Durchführung einer Narkose.

Diagnostische Endoskopien können auch in tiefer Sedierung vorgenommen werden. Im Kindesalter muß aber die Altersabhängigkeit der Pharmakokinetik und Pharmakodynamik der Sedativa berücksichtigt werden. Die Dosierung, der Wirkungseintritt, die Dauer der Wirkung und die Nebenwirkungen sind unterschiedlich und beim Kind weniger gut zu kalkulieren. Am häufigsten werden Benzodiazepine verwandt. Sie wirken anamnestisch und sedativ ohne Analgesie. Midazolam hat das früher übliche Diazepam aus einer Reihe von Gründen abgelöst [4, 8, 33]. Es wirkt kürzer, die Amnesie ist stärker ausgeprägt, und i. v.-Injektionen sind schmerzfrei. Meist wird es mit den analgetischen Narkotika Meperidin [11], Fentanyl, Ketamin [7] oder Etomidat [6] kombiniert. Eine einheitliche Empfehlung einer dieser Kombinationen für die pädiatrische Endoskopie gibt es nicht [8].

Vor Einleitung der tiefen Sedierung muß in jedem Fall ein venöser Zugang geschaffen werden. Die Durchführung und Überwachung der Sedierung sollen in den Händen eines in der Reanimation erfahrenen Pädiaters liegen, der aber nicht die Endoskopie vornimmt. Das Equipement für eine kardiorespiratorische Reanimation muß vorhanden sein. Die Überwachung sollte der einer Narkose entsprechen. Bei Verwendung großkalibriger Endoskope kann es durch Tracheakompression zu Abfällen der O_2-Sättigung kommen. Eine kontinuierliche Überwachung mit Pulsoxymetrie ist notwendig [11].

Die meisten Endoskopien in unserem Hause führen wir unter Narkose durch. Bei einigen, insbesondere älteren Kindern genügt eine leichte Sedierung. Dies muß individuell mit den Patienten ohne Druck ausgehandelt werden. Eine klare Altersgrenze gibt es dafür nicht.

Es gibt viele Endoskopieeinheiten, bei denen aus logistischen Gründen die Organisation einer Narkose nicht oder nur schwer möglich ist. Unter der Voraussetzung einer kompetenten Führung halte ich in diesen Fällen die Durchführung einer Endoskopie unter tiefer Sedierung für möglich.

Literatur

1. Ament ME, Berquist WE, Vargas J, Perisic V (1988) Fiberoptic upper intestinal endoscopy in infants and children. Pediatr Clin North Am 35: 141–155
2. American Academy of Pediatrics Committee on Drugs (1992) Guidelines for monitoring and management of pediatric patients during and after sedation for diagnostic and therapeutic procedures. Pediatrics 89: 110–115
3. Anderson KD, Rouse TM, Randolph JG (1990) A controlled trial of corticosteroids in children with corrosive injury of the esophagus. N Engl J Med 323: 637–640
4. Arrowsmith JB, Gerstman BB, Fleischer DE, Benhamin SB (1991) Results from the ASGE and FDA collaborative study on complication rates and drug use during gastrointestinal endoscopy. Gastrointest Endosc 37: 421–427
5. Bahal OM, Nahata MC, Murray RD et al. (1993) Efficacy of diazepam and meperidine in ambulatory pediatric patients undergoing endoscopy: a randomized, double-blind trial. J Pediatr Gastroenterol Nutr 16: 387–392
6. Behrens R, Seiler A, Rupprecht T, Lang T (1993) Sedierung versus Allgemeinnarkose in der pädiatrischen Endoskopie. Klin Pädiatr 205: 158–161
7. Benaroch LM, Rudolph CD (1994) Pediatric endoscopy. Semin Gastrointest Dis 5: 32–46
8. Benaroch LM, Rudolph CD (1994) Introduction to pediatric esophagogastroduodenoscopy and enteroscopy. Gastrointest Endosc Clin North Am 4: 121–142
9. Bornman PC; Krige JE, Terblanche J (1994) Management of oesophageal varices. Lancet 343: 1079–1084
10. Cameron DJ (1991) Upper and lower gastrointestinal endoscopy in children and adolescents with Crohn's disease: a prospective study. J Gastroenterol Hepatol 6: 355–358
11. Casteel HB, Fiedorek SC, Kiel EA (1990) Arterial blood oxygen desaturation in infants and children during upper gastrointestinal endoscopy. Gastrointest Endosc 36: 489–493
12. Cox K, Ament ME (1979) Upper gastrointestinal bleeding in children and adolescents. Pediatrics 63: 408–413
13. Cox JG, Winter RK, Maslin SC et al. (1994) Ballon or bougie for dilatation of benign esophageal stricture? Dig Dis Sci 39: 776–781
14. Freeman NV (1973) Clinical evaluation of the fiberoptic bronchoscope (Olympus BF 5B) for pediatric endoscopy. J Pediatr Surg 8: 213–220
15. Gans SL, Ament M, Christie DL, Liebman WM (1975) Pediatric endoscopy with flexible fiberscopes. J Pediatr Surg 10: 375–380
16. Gauderer MW, Ponsky JL, Izant RJ (1980) Gastrostomy without laparotomy: a percutaneous endoscopic technique. J Pediatr Surg 15: 872–875
17. Gaudreault P, Parent M, McGuigan MA (1983) Predictability of esophageal injury from signs and symptoms. A study of caustic ingestion in 378 children. Pediatrics 71: 767–770
18. Gleason WA Jr, Tedesco FJ, Keating JP, Goldstein PD (1974) Fiberoptic gastrointestinal endoscopy in infants and children. J Pediatr 85: 810–813

19. Hartemann E, Rigal D, Sassolas F, Louis JJ, Briand H (1979) Upper digestive system hemorrhage in the child. Value of emergency fiberscopy. Pediatrie 34: 649–658

20. Hassall E (1993) Should pediatric gastroenterologists bei i. v. drug users? J Pediatr Gastroenterol Nutr 16: 370–372

21. Henderson CT, Engel J, Schlesinger P (1987) Foreign body ingestion: Review and suggested guidelines for management. Endoscopy 19: 68–71

22. Howard ER, Stringer MD, Mowat AP (1988) Assessment of injectionsclerotherapy in the management of 152 children with oesophageal varices. Br J Surg 75: 404–408

23. Latt TT, Nicholl R, Domizio P, Walker Smith JA, Williams CB (1993) Rectal bleeding and polyps. Arch Dis Child 69: 144–147

24. Litovitz TL (1983) Button battery ingestions. A review of 56 cases. JAMA 249: 2495–2500

25. Putnam PE, Kocoshis SA, Orenstein SR, Schade RR (1991) Pediatric endoscopic retrograde cholangiopancreatography. Am J Gastroenterol 86: 824–830

26. Rumack CM, Rumack BH (1992) Battery ingestions. Pediatrics 89: 771–772

27. Steinkamp G, Rodeck B, Seidenberg J, Rühl I, von der Hardt H (1990) Stabilisierung der Lungenfunktion bei zystischer Fibrose durch Langzeitsondenernährung über eine perkutane endoskopische Gastrostomie. Pneumologie 44: 1151–1153

28. Seidenberg J, Kluge E, Rodeck B, Burdelski M, von der Hardt H (1992) Hypoxemia in infants with biliary atresia: the role of airway obstruction. J Pediatr Gastroenterol Nutr 15: 171–177

29. Stillman AE (1986) Herpes esophagitis in normal children. J Pediatr 109: 563–564

30. Tam PK, Saing H (1989) Pediatric upper gastrointestinal endoscopy: a 13-year experience. J Pediatr Surg 24: 443–447

31. Thapa BR, Mehta S (1990) Endoscopic sclerotherapy of esophageal varices in infants and children. J Pediatr Gastroenterol Nutr 10: 430–434

32. The North Italian Endoscopic Club for the Study and Treatment of Esophageal Varices (1988) Prediction of the first variceal hemorrhage in patients with cirrhosis of the liver and esophageal varices. A prospective multicenter study. N Engl J Med 319: 983–989

33. Tolia V, Fleming SL, Kaufman RE (1990) Randomized doubleblind trial of midazolam and diazepam for endoscopic sedation in children. Dev Pharmacol Ther 14: 141–147

34. Vandenplas Y (1994) Reflux esophagitis in infants and children: a report from the Working Group on Gastro-Oesophageal Reflux Disease of the European Society of Paediatric Gastroenterology and Nutrition. J Pediatr Gastroenterol Nutr 18: 413–422

Bronchoskopie im Kindesalter

Indikation – Methode – Anästhesie

J. SEIDENBERG

Im Vergleich zum Erwachsenenalter gibt es für die Bronchoskopie im Kindesalter einen anderen Indikationsbereich, Unterschiede in der Methode sowie in den Anforderungen an die Anästhesie aufgrund der besonderen anatomischen und physiologischen Gegebenheiten im Kindesalter.

Indikationen zur Bronchoskopie im Kindesalter

Die meisten diagnostischen Gründe zur Bronchoskopie lassen sich 4 Hauptsymptomen unterordnen: der kongenitale Stridor, die chronisch-obstruktive Bronchitis, die chronisch-eitrige Bronchitis sowie die interstitielle Lungenerkrankung. Außerdem wird die Bronchoskopie im Kindesalter zur Therapie verschiedener Erkrankungen eingesetzt.

Stridor congenitus

Ursache dieser sehr unspezifischen Symptomatik ist in den meisten Fällen ein infantiler Larynx mit mildem inspiratorischem Stridor, ohne exspiratorische Komponente, ohne Beeinträchtigung der Stimme, mit meist nicht beeinträchtigter Entwicklung des Kindes. Eine bronchoskopische Abklärung ist bei sehr milder Symptomatik in diesem Falle nicht notwendig. Allerdings kann auch ein infantiler Larynx durchaus zu erheblicher Atemarbeit mit verstärkten interkostalen Einziehungen auch in Ruheatmung, bis hin zu rezidivierendem Erbrechen, Gedeihstörung und respiratorischem Versagen führen. Typischerweise sieht man bei der Endoskopie dann nicht nur ein Einklappen der meist sehr langen, omegaförmigen Epiglottis, sondern ebenfalls auch ein Einziehen eines oder beider Arytaenoidknorpel in das Lumen des Larynx während der Inspiration bis zum vollständigen Verschluß. Immer sollte man auch bei diesem Befund in tiefer Sedierung die Stimmbandfunktion und den subglottischen Bereich untersuchen. Eine signifikante Stenose im glottischen oder subglottischen Bereich kann durch den Venturi-Effekt sekundär ein Einklappen der supraglottischen Larynxwand bewirken und damit einen infantilen Larynx vortäuschen.

Nicht selten findet sich eine unilaterale Stimmbandparese, z. B. nach Geburtstrauma oder bei Läsion des N. recurrens aufgrund kardiovaskulärer Fehlbildungen. So kann z. B. bei einem Duktusaneurysma eine Druckschädigung des N. recurrens im Bereich des Aortenbogens mit konsekutiver Lähmung des linken Stimmbandes entstehen.

Eine beidseitige Stimmbandparese, auch von variabler Intensität, wird beim Arnold-Chiari-Syndrom II beobachtet und führt meist zu erheblicher Atemnot und inspiratorischem Stridor.

Eine Mundbodenzyste, Zungengrundstruma oder Laryngozele kann ebenfalls zu einem permanenten oder intermittierenden inspiratorischen Stridor bereits kurz nach Geburt führen und akut eine komplette Atemwegsverlegung bewirken. Aus diesem Grund sollte auch bei mildem inspiratorischem Stridor congenitus der supraglottische Raum mittels einer einfachen digitalen Palpation untersucht werden, um eine zystische Raumforderung auszuschließen.

Teratome, Lymphangiome sowie eine Einengung des Hypopharynx aufgrund einer Retrogenie (z. B. Pierre-Robin-Sequenz) sind meist bereits bei äußerlicher Inspektion auffällig; allerdings kann die Ausprägung der Einengung im laryngealen Bereich oft nur durch eine Laryngoskopie/Bronchoskopie sicher beurteilt werden.

Etwas später im Säuglingsalter, meist im Rahmen von viralen Infekten, wird der inspiratorische Stridor aufgrund eines subglottischen Hämangioms manifest. Dieses Krankheitsbild wird leicht als viral bedingter Pseudokrupp fehldiagnostiziert. Hierzu trägt die leichte Kompressibilität des subglottischen Hämangioms durch die Intubation bei, so daß sich bei einer Inspektion des subglottischen Raums kurz nach Extubation keine subglottische Vorwölbung nachweisen läßt. Auch trägt eine Cortisonbehandlung oder Suprareninhalation durch rasche Verkleinerung des Hämangioms zu einer Verzögerung der Diagnosestellung bei. Hinweisend sind weitere Hämangiome in der Subkutis der Außenhaut, die sich bei 50 % der Kinder mit subglottischem Hämangiom finden.

Anatomische Veränderungen im Stimmbandbereich, wie z. B. eine Synechie im vorderen Drittel, sind eher selten. Da sie aber sekundär das

Bild eines infantilen Larynx vortäuschen können, soll erneut auf die gründliche Inspektion des gesamten laryngealen und subglottischen Bereichs hingewiesen werden, auch bei dem typischen endoskopischen Bild eines infantilen Larynx. Hierzu ist gelegentlich die Inspektion während einer kurzfristigen Relaxierung notwendig, was die alleinige Untersuchung mittels Fiberbronchoskopie problematisch macht.

Tumoröse Veränderungen im Bereich der Stimmbänder sind im Kindesalter meist auf eine Larynxpapillomatose zurückzuführen, die entweder intermittierend durch Tumorzapfen das Lumen verlegt oder auch durch eine permanente Stenose bei flächenhaftem Wachstum bis weit in die Subglottis hinein symptomatisch wird.

Konzentrische subglottische Stenosen stellen gelegentlich eine kongenitale Anomalie dar. Überwiegend jedoch findet sich ein Intubationstrauma in der Anamnese, wobei Notfallintubationen bei schlechten Kreislaufverhältnissen die Entwicklung einer subglottischen Stenose begünstigen. Unterschieden werden muß zwischen membranartigen Lochblendenstenosen, die einer Laserbehandlung recht gut zugänglich sind, während längerstreckige Stenosen meist nur durch eine Larynxplastik langfristig ausreichend zu therapieren sind.

Chronische obstruktive Bronchitis

Ein recht frühes Auftreten einer obstruktiven Bronchitis bereits in den ersten Lebenswochen oder eine persisitierende Symptomatik ohne längeres symptomfreies Intervall muß an das Vorliegen einer anatomischen Enge im Bereich der unteren Atemwege denken lassen. Ebenso erfordern ein deutlicher exspiratorischer Stridor sowie bedrohliche Apnoeanfälle während obstruktiver Attacken eine endoskopische Abklärung.

Als häufiger Befund findet sich eine milde Tracheomalazie, vorwiegend im unteren Drittel der Trachea. Bei einer asymmetrischen Impression von rechts-ventral, die gelegentlich auch pulsiert, findet man bei Kompression durch das Bronchoskop häufig eine Abschwächung des arteriellen Pulses der rechten A. radialis. Dieser Befund ist hinweisend für eine Kompression der Trachea durch den Truncus brachiocephalicus, die bereits intrauterin bestand und während der Entwicklung zu einer Schädigung der knorpeligen Trachealwand geführt hat. Meist kommt es im Verlauf der weiteren Entwicklung zu einem Nachlassen der Kompression und der Symptomatologie, wobei jedoch die Tracheomalazie in diesem Bereich nachweisbar bleibt.

Bei anders lokalisierter, pulsierender Kompression im unteren Drittel
der Trachea oder im Bereich der beiden Hauptbronchien ist immer eine
Ösophagographie und eine Gefäßsonographie anzuschließen zum Nachweis eines doppelten Aortenbogens, eines „pulmonary slings" oder anderer Fehlbildungen der großen Gefäße.

Eine konzentrische Einengung der Trachea ohne Nachweis einer Pars
membranacea weist auf das Vorliegen von Ringknorpeln hin, die häufig
im Zusammenhang mit einem Fehlabgang des rechten Oberlappenbron-
chus und der linken Pulmonalarterie einhergehen.

Bei jeder Tracheomalazie muß ebenfalls nach Hinweisen auf eine tra-
cheoösophageale Fistel gesucht werden. Der Porus findet sich immer im
Bereich der Pars membranacea, am häufigsten knapp oberhalb der Carina. Allerdings wird eine obere Fistel im Bereich des oberen Tracheadrit-
tels sehr leicht übersehen, da die Spitze des Bronchoskops meist tiefer
liegt. Es empfiehlt sich deshalb immer, bei Beendigung der Bronchoskopie das Bronchoskop unter ständiger Inspektion der Trachea und insbesondere der Pars membranacea bis zur Extubation herauszuziehen.

Bei älteren Kindern ist vorwiegend an erworbene Ursachen der chronischen Atemwegsobstruktion zu denken. Am häufigsten findet sich bei
Ein- bis Zweijährigen eine Fremdkörperaspiration, meist in Form von
Nüssen. Immer ist darauf zu achten, daß sich in 30–40 % der Fälle der
Fremdkörper auch weit distal vor dem Abgang des linken Oberlappen-
bronchus befinden kann. Durch das insgesamt enge Tracheobronchialsystem und den stumpfwinkligen Abgang des linken Hauptbronchus
von der Trachea kann der dort sitzende Fremdkörper bei Blick nur in
die Trachea nicht entdeckt werden („Syndrom der zu kurzen Optik").

Intrabronchiale Tumoren sind im Kindesalter sehr selten, am ehesten
findet sich eine Lymphknotenperforation im Bereich der Carina bei hilä-
rer Lymphknotentuberkulose.

Chronisch-eitrige Bronchitis

Hier dient die Bronchoskopie zunächst zur Unterscheidung zwischen
einer lokalisierten eitrigen Infektion – z. B. distal einer Bronchussteno-
se – und einer generalisierten purulenten Erkrankung. Mittels zusätzlicher Bronchographie kann das Ausmaß einer Bronchiektasenbildung
beurteilt werden. Fehlanlagen von Bronchien oder Lungenlappen, wie
z. B. beim Lungensequester, können dargestellt werden.

Die Sekretentnahme zum Erregernachweis, Bürstung der Schleimhaut zum Nachweis der Zilienfunktion sowie Schleimhautbiopsien dienen der weiteren Abklärung der chronisch-eitrigen Bronchitis.

Interstitielle Lungenerkrankung

Bei akuter infektiöser Genese, insbesondere bei immunsupprimierten Patienten, dient die Bronchoskopie mit bronchoalveolärer Lavage dem Erregernachweis (z. B. CMV, Pneumocystis carinii, Pilzpneumonie) zum raschen Beginn einer spezifischen Therapie.

Bei chronischen interstitiellen Lungenerkrankungen erfolgt mittels der bronchoalveolären Lavage die Gewinnung der Differentialzytologie und somit Unterscheidung in primär-granulozytäre Erkrankungen (z. B. idiopathische Lungenfibrose) oder primär-lymphozytäre Erkrankungen (z. B. Sarkoidose, exogen-allergische Alveolitis). Mittels T-Zell-Subklassifizierung gelingt die weitere Unterscheidung in Sarkoidose (T4/T8-Ratio erhöht) und andere Erkrankungen (erniedrigt). OKT-8-positive Zellen weisen auf eine Histiozytose hin.

Durch das Bronchoskop kann mittels einer kleinen Zange eine transbronchiale Biopsie durchgeführt und somit Lungengewebe gewonnen werden. Dadurch kann das Ausmaß der entzündlichen Komponente und die Ausprägung eines evtl. bereits bestehenden fibrotischen Umbaus bei der Lungengerüsterkrankung untersucht werden.

Therapeutische Bronchoskopie

Die häufigste Indikation zur therapeutischen Bronchoskopie im Kindesalter ist die Fremdkörperaspiration, überwiegend von Nüssen oder kleinen Spielzeugteilchen. Bei Aspiration größerer Mengen von Magenssaft oder anderen toxischen Substanzen kann die sofortige bronchoalveoläre Lavage die Schadstoffkonzentration verringern und somit das Ausmaß der chemischen Pneumonitis reduzieren.

Bei akuter Sekretverlegung (Schleim, Blutkoagel) eines Hauptbronchus oder Lappenbronchus kann durch Spülung die dadurch bedingte Atelektase wieder eröffnet werden. Bei einer generalisierten, stark fibrinbildenden Bronchitis (Bronchitis fibroplastica) kann bei starker Einschränkung der Ventilation die mechanische Entfernung der Fibrinpfröpfe notwendig werden. Nur sehr selten ist die Bronchialspülung bei der akuten Verschlechterung von Asthma oder Mukoviszidose notwendig und sinnvoll.

Bei Vorliegen einer Alveolarproteinose ist die sofortige therapeutische Lavage mit großen Mengen von Spülflüssigkeit notwendig, um dem Patienten ein Überleben zu ermöglichen. Im Kleinkindesalter erfordert diese Maßnahme die gleichzeitige Anwendung der Herz-Lungen-Maschine, da nur so ein ausreichendes Spülvolumen zur Reduktion des eiweißreichen Exsudats möglich ist.

Methoden der Bronchoskopie im Kindesalter

Starre Bronchoskopie

Im Kleinkindesalter wird überwiegend die starre Bronchoskopie angewandt, die immer eine Anästhesie notwendig macht. Wegen der anästhesiebedingten flacheren Atmung können dynamische Vorgänge weniger deutlich sichtbar sein. Andererseits ermöglicht die Beatmung durch das starre Bronchoskop auch eine Relaxierung und Beurteilung der Schleimhautveränderungen in Atemstillstand. Die optische Qualität ist deutlich besser als bei der Fiberbronchoskopie, und sämtliche therapeutischen Maßnahmen wie Fremdkörperextraktion oder Wiedereröffnung eines Bronchus durch Abtragen eines eingebrochenen Lymphknotens können wesentlich besser mit der starren Bronchoskopie durchgeführt werden.

Bei kritisch-kranken Patienten mit Ateminsuffizienz ist immer die starre Bronchoskopie vorzuziehen, da hierdurch eine kontrollierte Beatmung möglich ist, während bei der Fiberbronchoskopie der Patient selbständig gegen einen stark erhöhten Atemwegswiderstand die Ventilation aufrechterhalten muß.

Fiberbronchoskopie im Kindesalter

Ähnlich wie bei Erwachsenen kann die Fiberbronchoskopie bei älteren Kindern und Jugendlichen in nur leichter Sedation und Lokalanästhesie durchgeführt werden. Dadurch können funktionelle Anomalien, wie z. B. die Stimmbandfunktion, auch mit Hilfe der Mitarbeit des Patienten gut beurteilt werden.

Ein weiterer Vorteil der Fiberbronchoskopie ist durch die Entwicklung besonders dünner Fiberbronchoskope entstanden, die eine Untersuchung durch den Endotrachealtubus gestatten, so daß z. B. eine Wiedereröffnung einer Atelektase ohne invasive Extubation und Bronchoskopie in Narkose durchgeführt werden kann. Selbst bei neugeborenen Säuglingen kann durch ein Fiberbronchoskop mit dem Außendurchmesser zwischen 1,2 und 1,8 mm das Bronchialsystem durch den Tubus inspiziert werden. Therapeutische Maßnahmen sind damit jedoch nicht möglich, da ein Arbeitskanal entweder nicht vorhanden oder viel zu klein ist.

Bei Kleinkindern und Säuglingen wird zur Fiberbronchoskopie aber ebenfalls eine stärkere Sedierung bis zur Narkose benötigt, da eine Kooperation nicht zu erwarten ist. Außerdem wird das Verhältnis von Außendurchmesser des Fiberbronchoskops und Innendurchmesser der Trachea immer ungünstiger, so daß die Vorteile der starren Bronchoskopie überwiegen. Auch bei der Beurteilung z. B. des infantilen Larynx können die heftigen Bewegungen des Kehlkopfs eine Beurteilung mittels Fiberbronchoskopie deutlich erschweren. Die oben genannte notwendige zusätzliche Inspektion des subglottischen Bereichs läßt sich in Spontanatmung und bei der deutlich schlechteren optischen Qualität mit den kleinen Fiberbronchoskopen nicht immer optimal durchführen.

Anforderungen an die Anästhesie zur Bronchoskopie im Kindesalter

Fiberbronchoskopie beim Schulkind

Hierzu wünscht sich der Bronchoskopeur eine nur leichte Sedierung, aber eine ausgeprägte Anxiolyse, am besten auch mit retrograder Amnesie. Während der Untersuchung muß eine deutliche Hustendämpfung vorhanden sein sowie eine Abschwächung der laryngealen Reflexe zur Vermeidung des bedrohlichen Laryngospasmus. Dennoch ist eine ausreichende Spontanatmung sicherzustellen.

Starre Bronchoskopie des unteren Atemtraktes

Zur Einführung des starren Bronchoskops ist eine kurzfristige Relaxierung wünschenswert. Anschließend kann der Patient wieder spontan atmen, allerdings muß der Hustenreiz ausreichend unterdrückt sein, damit es nicht durch das Bronchoskop zur Verletzung des Bronchialsystems kommen kann. Bei zu flacher Narkose neigen die Patienten auch zum Beißen auf Bronchoskop und Finger des Untersuchers.

Während der Untersuchung sollte neben der Kontrolle von O_2-Sättigung und Kreislaufparametern auch engmaschig auf die Entwicklung eines Bronchospasmus geachtet werden. Insbesondere bei asthmakranken Patienten ist die Anwendung der transkutanen pCO_2-Sonde sinnvoll, da eine Verschlechterung der Ventilation bei gleichbleibenden Beatmungsdrücken schleichend eintreten kann und dadurch länger unbemerkt bleibt.

Bei Öffnen des Bronchoskopfensters, z. B. zum Absaugen von Sekret, wäre eine Unterbrechung der Ventilation bei Beatmung mit Narkosegas zur Minimierung der Raumluftbelastung wünschenswert.

Bei einseitiger Intubation und Ventilation (z. B. bei Bronchographie) sollte der Anästhesist selbständig die Ventilationsart im Sinne einer Erhöhung der Beatmungsfrequenz bei Verringerung des Atemzugvolumens anpassen.

Gegen Ende der Untersuchung sollte auf eine noch ausreichende Narkosetiefe geachtet werden, da dadurch nach Extubation wesentlich seltener ein Laryngospasmus auftritt.

Beurteilung der Larynxfunktion bei Stridor

Bei Untersuchungen im Larynxbereich hat es sich bewährt, zunächst für eine ausgeprägte Sedierung oder Narkose zu sorgen, um bei der initialen Manipulation (Absaugen, Einstellen des Laryngoskops und der Optik) einen Laryngospasmus zu vermeiden. Anschließend sollte dann die Anästhesie flacher gefahren werden, damit eine ausreichend kräftige Inspiration zur Beurteilung der Stimmbandfunktion und der funktionellen Veränderungen der Arytaenoidknorpel und Epiglottis entsteht.

Dringlichkeit der Hilfe durch den Anästhesisten

Da bei kleineren Patienten auch die Atemwege kleiner sind, ebenso wie die Reserve der Atemmuskulatur bei Atemwegsverlegung, ist die Dringlichkeit zur bronchoskopischen Untersuchung oft umgekehrt proportional zur Größe des Patienten. Aus diesem Grund wünscht sich der pädiatrische Bronchoskopeur, daß der Anästhesist immer sofort kommt, wenn er ihn braucht.

Narkose zur Bronchoskopie und Bronchographie im Kindesalter

J. M. Strauß, S. Krohn

Die technischen Voraussetzungen für endoskopische Eingriffe im Kindesalter haben sich in den letzten Jahren stark verändert. Einerseits stehen neue Anästhetika und Beatmungstechniken zur Verfügung, die ein differenziertes und individuell angepaßtes Vorgehen erlauben. Die intraoperative Überwachung hat durch die Entwickung der Pulsoxymetrie und transkutanen pCO_2/pO_2-Meßgeräte ganz entscheidende Fortschritte erfahren. Auf der anderen Seite sind die Möglichkeiten chirurgischer, endoskopisch durchgeführter Interventionen kontinuierlich verbessert worden. Damit hat sich die pädiatrische Bronchoskopie zu einem anspruchsvollen Arbeitsplatz entwickelt.

Trotz allem technischen und wirtschaftlichen Fortschritt sind aber Ruhe, Flexibilität und ein hohes Maß an Kooperationsbereitschaft aller beteiligten Disziplinen unabdingbare Voraussetzungen für den komplikationsfreien Ablauf einer Bronchoskopie.

Risikofaktoren

Präoperative Risikofaktoren ergeben sich aus der Grunderkrankung, die häufig den Anlaß für die diagnostische Intervention gibt. Oft handelt es sich um polymorbide, respiratorisch stark eingeschränkte Kinder. Störungen der intrapulmonalen Verteilung von Ventilation und Perfusion – beispielsweise durch Atelektasen, Überblähungen und Pneumonien – sind keineswegs selten [4].

Die therapeutische Breite vieler Anästhetika ist durch vorbestehende Erkrankungen des hepatorenalen, kardialen oder respiratorischen Systems eingeschränkt. Aus diesem Grunde muß mit Komplikationen, die aus der Anwendung von Anästhetika resultieren, gerechnet werden. Ge-

nannt seien hier vor allem Atemdepression, Kardiodepression und vaso-
motorische Effekte.

Schließlich sind die anatomischen und physiologischen Voraussetzungen im Kindesalter ungünstiger als bei adulten Patienten. In diesem
Zusammenhang sei auf die geringe Compliance bei gleichzeitig erhöhter
pulmonaler Resistance verwiesen, was bereits per se eine erhöhte Atemarbeit bedeutet. Eine geringe funktionelle Residualkapazität vermindert
die Toleranz kurzfristiger Apnoen und erschwert die Oxygenierung der
kleinen Patienten.

Die Intubation mit einem starren Bronchoskop, das Einbringen zusätzlicher Instrumente in das Tracheobronchialsystem und die fiberop-
tische Bronchoskopie durch einen Endotrachealtubus führen zu einer
teilweise hochgradigen Abnahme des Atemwegsquerschnitts. Diese relative Atemwegsstenose muß intraoperativ durch höhere Beatmungsdrük-
ke, für die meist auch ein hoher Frischgasflow erforderlich ist, kompensiert werden. Daraus ergeben sich intraoperativ labile, rasch wechselnde
respiratorische Verhältnisse, auf die am besten mit einer manuellen Beatmung reagiert werden kann.

Durch die hohe algetische Stimulation der Bronchoskopie und ihr
abruptes Ende muß die Narkose in der Regel bis zum Operationsende in
voller Tiefe gefahren werden. Der damit unvermeidliche Narkoseüber-
hang, die mechanische Irritation der Bronchialschleimhaut und Hustenreiz bei vorbestehender Erkrankung (Beispiel: Zystische Fibrose) prädis-
ponieren für eine schwierige Narkoseausleitung [13].

Schließlich sei darauf hingewiesen, daß bei Endoskopien des Magen-
Darm-Traktes vor allem im Säuglingsalter eine Überblähung des Magens und Abdomens Ursache erhöhter Beatmungsdrucke und – seltener – einer postoperativen, respiratorischen Insuffizienz sein kann.

Anforderungen an die Anästhesie

Die Narkose zur Bronchoskopie muß tief genug sein, um autonome Reflexe zu unterdrücken. Häufig ist eine vollkommene Ruhigstellung des
operativen Situs unerläßlich. Damit werden nicht nur die Arbeitsbedin-
gungen für den Operateur verbessert, sondern auch intraoperative
Komplikationen, die durch akzidentelles Husten, Pressen usw. ausgelöst
werden können, vermieden.

Die Funktionsdiagnostik der oberen Atemwege erfordert dagegen
eine minimale Beeinträchtigung der physiologischen Atemmechanik.

Das ist in tiefer Allgemeinanästhesie oft nicht erreichbar. In enger Abstimmung mit dem Operateur muß hier versucht werden, in flacher Narkose unter Erhalt der Spontanatmung den „goldenen Mittelweg" zu finden.

Technische Aspekte

Monitoring

Zu den häufigsten Komplikationen der Bronchoskopie gehören die Hyperkapnie und die Hypoxämie. Das alleinige Monitoring der peripheren O_2-Sättigung reicht nicht aus, um – unter kontinuierlicher Atmung von reinem Sauerstoff – eine Hyperkapnie zu erkennen.

Während einer Bronchoskopie kann kein endtidales CO_2 gemessen werden: Hohe inspiratorische Flows und Leckagen um das Bronchoskop führen zu einer geringen Rückatmung durch den Tubus. Hauptstromverfahren fallen ohnehin aus, weil Instrumente durch den Strahlengang des optischen Fensters geführt werden. Gerade wegen der labilen respiratorischen Verhältnisse während einer Bronchoskopie erscheint uns eine kontinuierliche Überwachung des pCO_2 unerläßlich. Dazu eignet sich die transkutane Messung des pCO_2, die mit modernen Geräten auch bei älteren Kindern ein zuverlässiges Monitoring des CO_2-Partialdruckes erlaubt. Häufig kann mit diesen Geräten gleichzeitig auch der pO_2 transkutan gemessen werden. Gegenüber der Pulsoxymetrie, die eine Hyperoxie nicht erkennen kann, stellt das einen weiteren Vorteil der transkutanen Überwachung des pO_2 dar.

Pulsoxymetrie, EKG und Blutdruck sind obligat, bei kleinen Kindern empfiehlt sich auch die Überwachung der Körpertemperatur. Engmaschige Blutgasanalysen sind bei allen Risikopatienten angezeigt, wenn auf ein transkutanes Monitoring nicht zurückgegriffen werden kann.

Ventilation

Aus den oben genannten Gründen bevorzugen wir eine manuelle Beatmung der anästhesierten Kinder mit dem Beutel. Veränderungen des respiratorischen Widerstands können unmittelbar „erfaßt" und kompensiert werden. Auf eine apparative Überwachung des Atemwegdruckes kann deshalb aber nicht verzichtet werden. Bei stabilen respiratorischen Verhältnissen, wie sie etwa während einer laserchirurgischen Behandlung gegeben sind, spricht allerdings nichts gegen eine maschinelle Ventilation.

Die flexible Bronchoskopie bei nichtintubierten älteren Kindern kann in Spontanatmung vorgenommen werden. Bei endotracheal intubierten Kindern muß assistiert oder kontrolliert beatmet werden, wenn das Lumen des Tubus durch das eingeführte Instrument soweit verengt wird, daß eine suffiziente Spontanatmung nicht mehr gewährleistet ist.

Hohe Frischgasflows sind aus mehreren Gründen für die Beatmung während einer Bronchoskopie erforderlich. Einmal muß bei Leckagen zwischen Bronchoskopen und Trachealwand eine ausreichende Beutelfüllung und damit eine adäquate Ventilation gewährleistet werden. Einige Bronchoskope haben außerdem seitliche Öffnungen, die oft außerhalb der Trachea liegen. Diese Schlitze stellen eine zusätzliche Leckage dar. Üblicherweise wird mit O_2-Konzentrationen zwischen 50 und 60 % beatmet. Gelegentlich muß aber rasch auf eine Beatmung mit reinem Sauerstoff umgestellt werden. Ein zu geringer Frischgasfluß bedeutet dann, daß reiner Sauerstoff erst mit einer zeitlichen Verzögerung am „Tubus" zur Verfügung steht.

High-frequency-jet-Ventilation (HFJV)

Die Jetventilation konnte in den vergangenen Jahren als ein sicheres Verfahren für die intraoperative Beatmung während Eingriffen im Bereich der oberen Atemwege etabliert werden [2, 5, 8, 12]. Auch für die Bronchoskopie mit starrem Rohr kann die Jetventilation eingesetzt werden. Dazu befindet sich der Ausgang des Jetventilators am distalen Ende des Bronchoskops.

Die Patienten für die Jetventilation müssen streng selektiert werden. Patienten mit eingeschränkter pulmonaler Compliance, sehr adipöse Patienten sowie Patienten mit hochgradiger Stenosierung im glottischen Raum sind von der Beatmung mit einem Jetventilator auszuschließen.

Infolge einer supraglottischen Positionierung des Jets können Gewebepartikel und Tumorresektate mit dem Jet in die Lunge geblasen werden [8]. Bei Obstruktionen im Bereich der oberen Atemwege muß mit dem Auftreten von Pneumothorax, Pneumomediastinum und subkutanen Emphysemen gerechnet werden [2, 13]. Störende Stimmbandbewegungen treten unter Standard-Jetventilation häufiger auf als unter High-frequency-jet-Ventilation.

Für eine Jetventilation wird in der Regel eine intravenöse Narkose durchgeführt. Die Beatmung erfolgt mit reinem Sauerstoff über den Jet. Auf eine transkutane Messung des pCO_2 bzw. engmaschige Blutgasanalysen kann nicht verzichtet werden.

Apnoeische Oxygenierung

In besonderen Situationen kann mit der sog. apnoeischen Oxygenierung für kurze Zeit eine Oxygenierung sichergestellt werden [13, 20]. Voraussetzungen dafür sind aber das Vorhandenseit einer ausreichenden FRC, die als „Reservoir" einen gewissen Vorrat an Sauerstoff aufnehmen kann, und respiratorisch gut kompensierte Kinder, die kurzfristig sowohl eine Apnoe als auch eine moderate Hyperkapnie tolerieren können. Die apnoeische Oxygenierung ist sinnvoll, wenn für bestimmte Manipulationen im Tracheobronchialsystem (z. B. Fremdkörperentfernung, Tumorabtragung usw.) kurzzeitig ein vollkommen ruhiger, operativer Situs erforderlich ist [20]. Mit der Reoxygenierung sollte begonnen werden, bevor die O_2-Sättigung abfällt.

Der rasche Anstieg des pCO_2 [17] sowie die kurze verfügbare Zeit sind indessen entscheidende Nachteile dieses Verfahrens. Nicht zuletzt erfordert die apnoeische Oxygenierung einen erfahrenen, rasch arbeitenden Operateur, um die Zahl der Reintubationen gering zu halten.

Arbeitsplatzbelastung

Nicht immer kann im Kindesalter eine gasfreie, rein intravenöse Anästhesie zur Bronchoskopie durchgeführt werden. In den meisten Fällen wird es nicht gelingen, das Entweichen von Narkosegasen aus der Trachea oder dem Bronchoskop zu vermeiden. Insbesondere in kleinen Räumen ohne Klimaanlage werden hier rasch relevante und bedenkliche Raumluftkonzentrationen von Lachgas und volatilem Anästhetikum erreicht. Zu den am höchsten belasteten Arbeitsplätzen gehört die pädiatrische Bronchoskopie [6]. Absaugsysteme haben sich bei der Bronchoskopie nicht bewährt. Eine relevante Reduktion der Arbeitsplatzbelastung kann in großen Untersuchungsräumen mit einer hohen Luftwechselrate erzielt werden [6].

Anästhesiologische Verfahren

Zahlreiche anästhesiologische Verfahren sind in den vergangenen Jahren erfolgreich für die Anästhesie bei Bronchoskopien im Kindesalter angewandt worden. Die Auswahl des durchzuführenden Verfahrens orientiert sich an der Indikation zur Bronchoskopie, an den zugrunde-liegenden Erkrankungen und – in entscheidendem Maß – auch an der Erfahrung des die Narkose durchführenden Anästhesisten.

Lokalanästhesie

Die alleinige Lokalanästhesie (LA) erfordert von Patient und Untersu-cher ein hohes Maß an Kooperationsbereitschaft. Davon kann im Kinde-salter nicht ausgegangen werden. Aus diesem Grund eignet sich das Verfahren nicht für die Bronchoskopie im Kindesalter.

Lokalanästhesie und Sedierung

Die Kombination einer LA mit Sedierung wird vor allem für die fiberop-tische, wenig traumatisierende Inspektion der oberen Atemwege durch-geführt [16]. In Betracht kommen ältere, einsichtsfähige Kinder, denen das Prozedere bereits erklärt werden kann. Demgegenüber eignet sich dieses Verfahren nicht für die Untersuchung mit starren Bronchosko-pen, bei denen von einer stärkeren Irritation der Schleimhäute ausge-gangen werden muß. Raine u. Werner [16] berichten über ihre positiven Erfahrungen bei Kindern zwischen 2 und 19 Jahren. Allerdings muß zu dieser Arbeit kritisch gefragt werden, ob es sich bei einer Medikation von bis zu 2 mg/kg KG Pethidin und 0,3 mg/kg KG Midazolam noch um eine Sedierung handelt.

An der eigenen Abteilung bleibt die Lokalanästhesie mit Sedierung älteren Kindern, bei denen eine fiberoptische Bronchoskopie vorgenom-men wird, vorbehalten. Für die Oberflächenanästhesie findet Lidocain Verwendung, zusätzlich wird nach oraler Prämedikation (0,3 mg/kg KG) bedarfsorientiert mit Midazolam (0,1 mg/KG i. v.) sediert. Ein venöser Zugang ist in jedem Fall erforderlich.

Allgemeinanästhesie

Das Spektrum der verfügbaren Möglichkeiten reicht von der konventionellen Gasnarkose bis zur rein intravenösen Anästhesie. Um Konflikten und Zwischenfällen vorzubeugen, ist eine präoperative Planung des anästhesiologischen Prozedere unerläßlich, weil sich Operateur und Anästhesist den gemeinsamen Zugang zu den Atemwegen teilen müssen. Bezüglich präoperativer Visite, Nüchternperiode und Prämedikation sei auf die für Allgemeinanästhesien übliche Vorgehensweise verwiesen. Die mancherorts durchgeführte Prämedikation mit Anticholinergika soll eine bronchiale Sekretion vermindern und vagale Reflexe blockieren. An der eigenen Abteilung wurde darauf schon vor vielen Jahren verzichtet und die Prämedikation nur noch mit Midazolam (0,3–0,4 mg/kg KG oral) durchgeführt.

Einleitung der Anästhesie

Die intravenöse Induktion einer Allgemeinanästhesie stellt ohne Zweifel die sicherste Form einer Einleitung dar, erfordert jedoch das Vorhandensein eines venösen Zugangs. Dieser stößt im Kindesalter – auch mit EMLA – nicht immer auf Gegenliebe von seiten der kleinen Patienten. Häufig wird deshalb eine Narkose über die Maske eingeleitet. Ob Halothan oder Isoflurane ist dabei von untergeordneter Bedeutung. Vorteilhaft ist aber die Kombination mit Lachgas.

Konventionelle Gasnarkose

Halothan wird von vielen Anästhesisten für die Bronchoskopie bevorzugt. Gegenüber Isofluran bietet es den Vorteil der raschen Narkoseeinleitung über eine Maske. Mit beiden Anästhetika ist eine gute Dämpfung vegetativer Reflexe gewährleistet. Lachgas kann für die Einleitung verwendet werden, muß aber im Verlauf der Untersuchung meist zugunsten einer höheren F_IO_2 reduziert werden. Auf die Arbeitsplatzkontamination durch Spuren von Anästhetika als generellen Nachteil der reinen Gasnarkose wurde bereits eingegangen.

Balancierte Anästhesie

Durch die Zugabe eines Opiates kann eine suffiziente Unterdrückung
des Hustenreflexes erzielt werden, für die sonst relativ hohe Konzentrationen eines volatilen Anästhetikums erforderlich wären. Außerdem ist
die Arbeitsplatzbelastung durch Narkosegase geringer. Als Opiat kommt
vor allem das Alfentanil, weniger die längerwirksamen Substanzen Fentanyl und Sufentanyl in Betracht. Wie eingangs bereits geschildert, muß
berücksichtigt werden, daß Kinder mit Erkrankungen des respiratorischen Systems empfindlich auf ein Opiat reagieren können. Eine langan-
haltende Atemdepression ist keineswegs selten.

Intravenöse Anästhesie

Die klassische Neuroleptanästhesie und ihre Modifikationen spielen keine Rolle mehr und sind zugunsten der totalen intravenösen Anästhesie
mit Propofol und Alfentanil verlassen worden. Die Kontrolle vegetativer
Reflexe ist genauso gut wie bei volatilen Anästhetika. Von Vorteil sind
rasche Aufwachzeiten sowie eine gute steuerbare Analgesie. Daneben
kommt es zu keiner Belastung des Arbeitsplatzes mit Narkosegasen.

Das Opiat kann in der Kombination mit Propofol leicht durch Ketamin ersetzt werden. In dieser Kombination werden an der eigenen Abteilung fiberoptische Bronchoskopien bei älteren Kindern in Spontanatmung durchgeführt. Propofol und Ketamin werden bolusweise (jeweils
0,5 mg/kg KG) nach Wirkung titriert. Eine zusätzliche O_2-Insufflation ist
dabei gelegentlich notwendig.

Wegen der Indikationsbeschränkung für Propofol auf Kinder über 3
Jahre kann die intravenöse Anästhesie mit dieser Substanz derzeit nicht
bei jüngeren Kindern durchgeführt werden. Schließlich sei darauf hingewiesen, daß die Bolusinjektion von Propofol zu einer Immobilisierung
der Stimmbänder führt [11]. Das ist vor allem dann von Interesse, wenn
eine diagnostische Untersuchung der Stimmbandfunktion durchgeführt
werden soll.

Komplikationen und postoperatives Prozedere

Die Angaben bezüglich der Inzidenz von intra- und postoperativen Komplikationen bewegen sich in einem Bereich von 0–35 % [7, 10, 14, 16, 19]. Für diese Diskrepanz müssen neben abweichenden Zusammensetzungen der Untersuchungsgruppen auch verschiedene Auffassungen über den Stellenwert einer Komplikation in Betracht gezogen werden.

Im einzelnen muß mit folgenden Zwischenfällen gerechnet werden:
- Glottis-, Laryngo- und Bronchospasmus
- Kardiale Arrhythmien
- Hustenattacken
- Schleimhautschwellungen
- Verletzungen, Blutungen
- Pneumothorax
- Respiratorische Insuffizienz
- Hypoxämie, Hyperkapnie
- Aspiration, Atelektasen, Fieber

Ein Teil der genannten Komplikationen ist Folge einer zu flachen Narkose, andere stehen in direktem Zusammenhang mit der Grunderkrankung oder der endoskopisch durchgeführten Untersuchung. Verschiedentlich können Komplikationen erst lange nach Ausleitung der Narkose auftreten. Eine optimale Betreuung dieser Kinder muß deshalb sichergestellt werden.

Die Empfehlungen zur Ausleitung der Narkose weichen voneinander ab [9, 10, 13, 15]. Einer generellen Empfehlung zur Reintubation nach Bronchoskopieende möchten wir uns nicht anschließen. Sie bietet zwar die Möglichkeit einer endtidalen CO_2-Messung, stellt andererseits aber auch eine zusätzliche Irritation der oberen Atemwege dar. An der eigenen Klinik wird die Narkose über eine Maske ausgeleitet und eine Reintubation nur bei zwingender Indikation durchgeführt. Puhakka [15] gibt die Inzidenz der Reintubation im eigenen Krankengut mit 1,3 % an. Das entspricht unseren eigenen Erfahrungen.

Eine postoperative Überwachung, mindestens mit einem Pulsoxymeter, muß in jedem Fall sichergestellt werden. Je nach Situation kann auch die Inhalation mit β-Mimetika in der unmittelbaren postoperativen Phase notwendig werden.

Laserchirurgie

Die Entzündung von Endotrachealtuben durch den Laserstrahl ist eine Komplikation, mit der während eines laserchirurgischen Eingriffes stets gerechnet werden muß. Die Verwendung spezieller lasersicherer Tuben bzw. der Schutz konventioneller Tuben durch ein laserfestes Material sollte deshalb selbstverständlich sein, bietet aber keine absolute Sicherheit. Sinnvoll ist ferner die Reduktion der F_iO_2 auf unter 40 % und der Verzicht auf die Verwendung von Lachgas [3, 13, 18]. Auch vergleichsweise kleine Blutungen im Tracheobronchialsystem können Ursache einer bedrohlichen Atemwegsverlegung sein [1]. In Abhängigkeit von der Lokalisation der zu operierenden Abschnitte wird ein sehr englumiger Tubus (Op-periglottisch) oder weitlumiger Tubus (Trachea, Bronchien) gewählt.

Zusammenfassung

Erfahrung, Kooperationsbereitschaft und Flexibilität von Operateur und Anästhesist sind wesentliche Voraussetzungen für einen komplikationsfreien Verlauf endoskopischer Untersuchungen im Kindesalter.

Grundsätzlich ist die Allgemeinanästhesie das bevorzugte Verfahren im Kindesalter. TIVA mit Propofol/Alfentanil oder Propofol/Ketamin stehen gleichwertig neben volatilen Anästhetika.

Der transkutanen Messung von CO_2- und O_2-Partialdruck kommt eine herausragende Bedeutung zu, weil eine endtidale Messung des pCO_2 meist nicht möglich ist. Daneben ist die Pulsoxymetrie unverzichtbarer Bestandteil des intra- und postoperativen Monitorings geworden. Mit keiner anderen Methode kann eine Hypoxämie derart rasch diagnostiziert werden.

Literatur

1. Brutinel WM, Cortese DA, McDougall JC, Gillio RG, Bergstralh EJ (1987) A two-year experience with the neodymium-YAG laser in endobronchial obstruction. Chest 91: 159–165
2. Crockett DM, Scamman FL, McCabe BF (1987) Venturi jet ventilation for microlaryngoscopy: Technique, complications, pitfalls. Laryngoscope 97: 1326–1330

3. Davis RK, Simpson GP (1983) Safety with the carbon dioxide laser. Otolaryngol Clin North Am 16: 801–813
4. Fein R, Thal W, Otto HJ, Gunkel H (1988) Combined 113XE/99mTC human serum albumin microspheres lung scintigraphy in children with recurrent and chronic bronchitis. Z Erkr Atmungsorgane 171: 135–142
5. Godden DJ, Wiley RF, Ferguson RJ (1982) Rigid bronchoscopy under intravenous general anesthesia with oxygen venturi ventilation. Thorax 37: 532–534
6. Hagemann H, Winter C-G (1994) Narkosegasbelastung am Arbeitsplatz Anästhesie. Anästh Intensivmed 35: 191–197
7. Hanowell LH, Martin WR, Savelle JE, Foppiano LE (1991) Complications of general anesthesia for Nd:YAG laser resection of endobronchial tumors. Chest 99: 72–76
8. Johnston JT, Chang JL, Myers EN (1982) Jet ventilation for operative laryngoscopy. Laryngoscope 92: 1194–1195
9. Kretz F-J, Striebel HW (1991) Kinderanästhesie. Roche, Basel, S 189–190
10. Mantel K, Butenandt I (1986) Tracheobronchial foreign body aspiration in childhood. A report on 224 cases. Eur J Pediatr 145: 211–216
11. McKeating K, Bali IM, Dundee JW (1988) The effects of thiopentone and propofol on upper airway integrity. Anaesthesia 43: 638–640
12. Miyasaka K (1980) An evaluation of the jet injector (Sanders) technique for bronchoscopy in paediatric patients. Can Anaesth Soc J 27: 117–123
13. Parsons DS, Lockett JS, Martin TW (1992) Pediatric endoscopy: anesthesia and surgical techniques. Am J Otolaryngol 13: 271–283
14. Perrin G, Colt HG, Martin C, Mak MA, Dumon JF, Gouin F (1992) Safety on interventional rigid bronchoscopy using intravenous anesthesia and spontaneous assisted ventilation. A prospective study. Chest 102: 1526–1530
15. Puhakka H, Kero P, Valli P, Iisalo E, Erkinjuntti M (1989) Pediatric bronchoscopy. A report of methodology and results. Clin Pediatr (Phila) 28: 253–257
16. Raine J, Warner JO (1991) Fibreoptic bronchoscopy without general anaesthetic. Arch Dis Child 66: 481–484
17. Smith RB (1975) Anesthesia for endoscopy. Trans PA Acad Ophthalmol Otolaryngol 28: 167–173
18. Sosis M (1987) Nitrous oxide is contraindicated in endoscopic surgery. Can J Anaesth 34: 539–540
19. Vane DW, Pritchard J, Colville CW, WEst KW, Eigen H, Grosfeld JL (1988) Bronchoscopy for aspirated foreign bodies in children. Experience in 131 cases. Arch Surg 123: 885–888
20. Weisberger EC, Miner JD (1988) Apneic anaesthesia for improved endoscopic removal of laryngeal papillomata. Laryngoscope 98: 693–697

Diskussion
zu den Beiträgen Rodeck, Seidenberg und Strauß

Frage

Ist es sinnvoll, daß der Endoskopeur gleichzeitig für die intravenöse Narkose bzw. Sedierung seines Patienten verantwortlich ist?

Antwort

Der Diagnostiker benötigt den Patienten in einem Zustand, in dem er sicher endoskopiert werden kann. Dies macht eine Narkoseführung allein durch den Diagnostiker zumindest bei Kindern im Gegensatz zu Erwachsenen sehr problematisch. Deshalb ist zu fordern, daß die Anästhesieabteilungen personell, apparativ und organisatorisch in die Lage versetzt werden, die anästhesiologische Versorgung auch dieser diagnostischen Eingriffe durchzuführen.

Frage

Gibt es Alternativen zur Vollnarkose bei bronchoskopischen Eingriffen im Kindesalter?

Antwort

Die starre Bronchoskopie kann nur in Vollnarkose durchgeführt werden. Bei der Fiberbronchoskopie dagegen kann bei kooperativen Kindern die Nasenschleimhaut mit Xylocainspray lokal anästhesiert werden, bevor die Nase mit dem Fiberbronchoskop passiert wird. Der Kehlkopf läßt sich dann mittels Xylocain durch den Absaugkanal des Bronchoskops ebenfalls anästhesieren. Eine weitere Alternative wäre die auch bei Erwachsenen praktizierte präoperative Vernebelung von Xylocain über eine Maske.

Ein weiteres Hilfsmittel gegen den Hustenreiz soll die intravenöse Gabe von Lidocain 2 mg/kg KG sein: Der in der Literatur beschriebene hustendämpfende Effekt läßt sich bei Patienten allerdings nicht immer bestätigen; hierfür sind weitere Studien erforderlich.

Frage

Welches Monitoring ist bei Bronchoskopien im Kindesalter unabdingbare Voraussetzung?

Antwort

Bronchoskopien sollten nur dort durchgeführt werden, wo neben der Pulsoxymetrie auch die Möglichkeit eines kontinuierlichen CO_2-Monitorings mittels transkutaner CO_2-Messung vorhanden ist oder wo in unmittelbarer Nähe die Möglichkeit zur Blutgasanalyse besteht. Durch die ungünstige Relation von Instrumentarien und kindlichen Luftwegen einerseits und der erhöhten Gefahr eines mechanisch oder medikamentös ausgelösten Bronchospasmus andererseits ist mit einer relativ raschen Zunahme des pCO_2 während der Untersuchung zu rechnen. Die Pulsoxymetrie allein reicht keinesfalls aus, um eine adäquate Ventilation sicherzustellen, v. a. nicht unter den bei der Bronchoskopie oft verwendeten hohen O_2-Konzentrationen. Das transkutan gemessene CO_2 ist als Trendmonitor anzusehen: Die Schnelligkeit des CO_2-Anstieges ist nicht nur Resultat der reduzierten FRC im Kindesalter, sondern der insgesamt 3mal so hohen wachstumsbedingten CO_2-Produktion.

Frage

Beeinflussen bestimmte Narkotika die Funktionsprüfung von zu untersuchenden Strukturen?

Antwort

Von Propofol ist bekannt, daß es direkt nach der Injektion zu mittelständig stehenden immobilen Stimmbändern kommen kann. Damit ist eine Funktionsprüfung des Kehlkopfes unter Narkose mit diesem Medikament abzulehnen.

Frage

Ist im Kindesalter die routinemäßige Anwendung von Atropin bei endoskopischen Verfahren notwendig?

Antwort

Nein, Atropin wird auch im Kindesalter ausschließlich mit entsprechender Indikation verabfolgt. Dabei ist die Dosis intravenös zu applizieren, damit es in seiner vollen Dosis sofort zur Verfügung steht.

Anästhesie bei Kindern für die Diagnostik in der Augen- und HNO-Klinik

J. Schäffer

Augenärztliche Diagnostik

Physiologie des Auges

Bei Narkosen für augenärztliche Eingriffe und Diagnostiken sind die Veränderungen des intraokularen Druckes durch die Anästhetika und die bei der Anästhesie durchgeführten Maßnahmen zu beachten. Der Glaskörper, die Linse und das Kammerwasser sowie die Netz- und Aderhaut bilden die Kompartimente, die von der Cornea umschlossen werden. Ähnlich wie beim intrakraniellen Druck im Schädel führt eine Größenveränderung eines oder mehrerer dieser Kompartimente zu einer Änderung des intraokularen Druckes. Anders als die Schädelkalotte ist die Cornea jedoch nicht fest, sondern läßt sich von außen eindrükken, so daß durch diese Formveränderung auch der intraokulare Druck ansteigen kann. Dies spielt insbesondere eine Rolle bei der Faszikulation der Augenmuskulatur unter der Einwirkung von Succinylcholin, aber auch durch das Aufbringen eines Tonometerstempels zur Augendruckmessung (Schiötz-Tonometer). Husten und Pressen führen zu einem Anstieg des zentralvenösen Druckes und damit zu einem Rückstau bis in die Aderhaut hinein. Dadurch kommt es zu einer Volumenzunahme der Aderhaut und einem Anstieg des intraokularen Drucks. Auch die Intubation selbst erhöht den intraokularen Druck [6]. Fast alle Anästhetika haben einen augeninnendrucksenkenden Effekt, mit Ausnahme von Ketamin und dem oben beschriebenen Succinylcholin [12]. Durch Hyperventilation wird der intraokulare Druck ebenso gesenkt, während er unter Hypoventilation ansteigt, Effekte, die man zur Kontrolle des intraokularen Druckes während der Intubation beachten muß.

Augenärztliche Untersuchungen

Bei der *retrolentalen Fibroplasie* werden vom Augenarzt Kinder untersucht, die sich in neonatologisch-intensivmedizinischer Behandlung befinden oder diese gerade hinter sich haben. Es wird insbesondere die
Augenhinterkammer untersucht und ggf. einer Laser- oder Kryobe-
handlung unterzogen. Die Patienten bringen für den Anästhesisten die
üblichen anästhesiologischen Probleme dieser Altersgruppe mit. In der
Regel handelt es sich um ehemalige Frühgeborene oder „Small-for-date-
Kinder". Ein besonderes Problem ist, daß diese Kinder in Ambulanzen
oder Operationsbereichen narkotisiert werden müssen, in denen sonst
nur Erwachsene behandelt werden. So sind die Ambulanz- oder Op.-
Räume, in denen diese Diagnostiken durchgeführt werden, häufig nicht
zu heizen, so daß der Anwärmung der Patienten besondere Aufmerksamkeit geschenkt werden muß. Die Narkosen werden in der Regel, da
sie meist länger dauern und bei Kindern unter 1 Jahr die Luftwege ohne
Endotrachealtubus häufig nicht ausreichend zu sichern sind, als Intubationsnarkosen durchgeführt. Postoperativ ist häufig wegen des Apnoe-
syndroms eine Intensivüberwachung ebenso notwendig wie eine postoperative Theophyllintherapie.

Kinder, bei denen eine *Tränenwegsondierung* durchgeführt werden
muß, sind meist älter. Abhängig von der Technik, mit der die Tränenwegsondierung erfolgt, besteht Aspirationsgefahr, wenn der Tränenweg
gleichzeitig sondiert wird. Hierbei kann infektiöses Material in den Tra-
cheobronchialraum aspiriert werden. Aus diesem Grund sind auch diese
Eingriffe als Intubationsnarkose durchzuführen. Wird die Durchgängig-
keit des Tränenwegkanals jedoch lediglich so geprüft, daß Methylenblau
in die Lidfalte getropft wird, so daß es dann bei durchgängigem Kanal
im Nasen-Rachen-Raum auftaucht, so ist eine Maskennarkose ausreichend, wenn nicht von vornherein der Oberflächenanästhesie der
Kornea der Vorzug gegeben wird.

Zur Messung des Augeninnendruckes, einer Diagnostik, die in allen
Altersstufen durchgeführt wird, sollte ein Anästhesieverfahren gewählt
werden, das den intraokularen Druck möglichst wenig verändert. Hier
hat sich die Maskennarkose mit einem Inhalationsnarkotikum bewährt,
wobei die Spontanatmung erhalten bleiben soll. Es ist darauf zu achten,
daß die Maske nicht zu fest aufgesetzt wird, um den Augeninnendruck
nicht von außen zu verändern.

HNO-ärztliche Diagnostik

Ziel HNO-ärztlicher Untersuchungen bei Kindern

Mit der Entwickung von sog. Kochleaimplantaten haben sich für die erworbene, aber auch für die angeborene Taubheit in den letzten Jahren ganz neue Therapiemöglichkeiten eröffnet. Hierzu werden mittels eines Mikroprozessors die akustischen Signale in elektromagnetische umgewandelt und über eine unter den Haaren auf der Kopfhaut liegende Antenne ausgesendet. Sie werden über einen Empfänger, der neben der Schnecke implantiert ist, aufgenommen. Über einen weiteren Mikroprozessor gesteuert werden nun dem aufgenommenen Schall entsprechend Elektroden angesteuert, die in einem Kabelbündel zusammen in die Schnecke eingeführt sind und so die Haarzellen des Sinnesorgans an verschiedenen Stellen reizen. Voraussetzung für das Funktionieren dieses Kochleaimplantates ist, daß die Schnecke angelegt ist und der Hörnerv funktioniert.

Zur Feststellung der Ursache der Taubheit und zur Überprüfung der oben genannten Voraussetzungen ist eine umfangreiche Diagnostik notwendig.

HNO-ärztliche Untersuchungen

Während Hörstörungen des äußeren und des Mittelohres meist durch klinische Methoden differenziert werden können, sind für die Diagnostik von Innenohrschwerhörigkeiten in der Regel elektrophysiologische Untersuchungen notwendig. Hierzu gehören die „elektric response audiometry" (ERA), die „brainstem electric response audiometry" (BERA) und die „electrocochleography" (EcochG) sowie bildgebende Verfahren wie die hochauflösende Felsenbeincomputertomographie und Kernspintomographie.

Bei der ERA handelt es sich um die Ableitung später akustisch evozierter Potentiale. Da diese von allen Anästhesieverfahren beeinflußt werden, ist die ERA nur bei wachen, aber auch kooperativen Patienten durchführbar [7]. Die Patienten müssen stilliegen, damit die Meßergebnisse nicht durch muskuläre Artefakte überlagert werden. Da hörverbessernde Eingriffe wie die Kochleaimplantation so früh wie möglich durchgeführt werden sollen, um ein möglichst gutes Ergebnis zu erzielen, werden diese Untersuchungen auch bei Kleinkindern vorgenommen. Dies erfordert eine Sedierung oder Narkose.

Da lediglich die frühen akustisch evozierten Potentiale von den Anästhetika weitgehend unbeeinflußt sind, hat die BERA die ERA heute weitgehend verdrängt. Sie gibt Auskunft über die Nervenleitgeschwindigkeit der peripher neuralen Anteile der Hörbahn und ist daher für den HNO-Arzt von besonderem Interesse. Lediglich Propofol führt in klinischer Dosierung zu einer Verzögerung der frühen Potentiale [10]. Alle anderen Anästhetika [1–5, 8, 9, 11], aber auch Muskelrelaxanzien [13], beeinflussen nach heutigem Wissensstand die frühen akustisch evozierten Potentiale in klinischer Dosierung nicht.

Zur Beurteilung der Funktion der Kochlea, insbesondere der Haarzellen, wird die EcochG durchgeführt, bei der eine Elektrode durch das ovale Fenster in die Kochlea eingebracht wird. Dieser Eingriff ist schmerzhaft und erfordert neben der Sedierung und der absoluten Ruhigstellung des Patienten auch eine Analgesie.

Um festzustellen, ob das Innenohr überhaupt angelegt ist, wird im Rahmen der Voruntersuchung für das Einsetzen eines Kochleaimplantates eine hochauflösende Felsenbeincomputertomographie durchgeführt. Da diese Diagnostiken bei Säuglingen und Kleinkindern einer tiefen Sedierung bzw. Anästhesie bedürfen, hat es sich bewährt, alles in einer Sitzung durchzuführen. Häufig ist es so, daß auch eine Adenotomie vorgenommen werden muß, so daß diese Narkosen primär im Operationssaal begonnen werden. Im Anschluß daran wird mit dem Kind in das elektrophysiologische Labor gefahren, wo die BERA in einem abgedunkelten Raum durchgeführt wird und anschließend an einem anderen Arbeitsplatz die Kochleographie vorgenommen wird. Im Anschluß daran wird die Computertomographie des Felsenbeins angefertigt. Erst danach kann die Narkose ausgeleitet werden.

Wegen der vielen an diesen Voruntersuchungen beteiligten Arbeitsplätze ist ein hoher organisatorischer Aufwand notwendig, um die verschiedenen Termine aufeinander abzustimmen. Es hat sich bewährt, bei den Kindern nach einer Prämedikation mit Midazolam oder rektaler Narkoseeinleitung eine Intubationsnarkose mit Isofluran durchzuführen. Während des Transports zwischen den verschiedenen Arbeitsplätzen, wo eine Isofluranzufuhr in der Regel nicht möglich ist, wird die Narkose mit Midazolam aufrechterhalten.

Während der elektrophysiologischen Untersuchungen müssen die Kinder absolut stilliegen, um eine Überlagerung der akustisch evozierten Potentiale durch Artefakte infolge von Muskelbewegungen zu vermeiden. In Abhängigkeit von den örtlichen Gegebenheiten sind technische Probleme zu beachten. So können elektrisch betriebene Geräte wie Monitore und Pulsoxymeter zu Störungen der elektrophysiologischen Messungen führen. In der schalldichten Kabine ist es möglich, daß selbst die Geräusche des Respirators die Meßergebnisse verfälschen. Um eine Überlagerung durch Potentiale des Sehnervs zu vermeiden, werden alle Untersuchungen im abgedunkelten Raum durchgeführt, was besondere Probleme bei der Überwachung des Patienten bedeutet. Diese technischen und organisatorischen Probleme müssen in Abhängigkeit von den örtlichen Gegebenheiten vor dem Einleiten der Anästhesie mit den verschiedenen beteiligten Personen und Instituten geklärt werden, so daß eine übermäßige Verlängerung der sowieso schon langen Diagnostik vermieden wird.

Literatur

1. Church MW, Gritzke R (1987) Effects of ketamine anesthesia on the rat brainstem auditory evoked potential as a function of dose and stimulus intensity. Electroencephalogr Clin Neurophysiol 67: 570–83
2. Church MW, Gritzke R (1988) Dose-dependent effects of atropine sulfate on the brainstem and cortical auditory evoked potentials in the rat. Brain Res 456: 224–34
3. Fog J, Wang LP, Sundberg A, Mucchiano C (1990) Hearing loss after spinal anesthesia is related to needle size (see comments). Anesth Analg 70: 517–22
4. Janssen R, Hetzler BE, Creason JP, Dyer RS (1991) Differential impact of hypothermia and pentobarbital on brainstem auditory evoked responses. Electroencephalogr Clin Neurophysiol 80: 412–21
5. Kusakari J, Inamura N, Sakurai T, Kawamoto K (1984) Effect of hypothermia upon the electrocochleogram and auditory evoked brainstem response. Tohoku J Exp Med 143: 351–9
6. Lerman J, Kiskis A (1984) Effects of high dose pancuronium and endotracheal intubation on intraocular pressure in children. Anesthesiology 61: A 434
7. Marangos N (1992) Elektrophysiologische Untersuchungen des Ohres, in: Schäffer SP (Hrsg) Anästhesie und Intensivmedizin bei diagnostischen Eingriffen. Thieme, Stuttgart New York, S 49–54
8. Masahiro K, Tomoaki T, Noboru S (1989) The effects of 30 % nitrous oxide on auditory evoked middle latency responses. Saad Dig 7: 206–9
9. Mertens J, Muller DJ (1991) The vaue of fentanyl/diazepam anesthesia for experimental operations and recordings of compound action potentials in the guinea pig cochlea. Eur Arch Otorhinolaryngol 248: 402–5
10. Purdie JA, Cullen PM (1993) Brainstem auditory evoked response during propofol anaesthesia in children. Anaesthesia 48: 192–5

11. Samra SK, Lilly DJ, Rush NL, Kirsh MM (1984) Fentanyl anesthesia and human brainstem auditory evoked potentials. Anesthesiology 61: 251–5
12. Schäffer J (1989) Anästhesie in der Augenheilkunde. Springer, Berlin Heidelberg New York Tokyo
13. Sloan TB (1994) Nondepolarizing neuromuscular blockade does not alter sensory evoked potentials. J Clin Monit 10: 4–10

Diskussion
zum Beitrag Schäffer

Frage
Wie lösen Sie die Probleme einer adäquaten postoperativen Überwachung bei der Anästhesie ehemaliger Frühgeborener, die zur Augen- oder HNO-ärztlichen Untersuchung anstehen?

Antwort
Für die spezielle Gruppe dieser Risikokinder wird in jedem Fall auf der Intensivstation ein Bett für die postoperative Betreuung freigehalten.

Druck: Saladruck, Berlin
Verarbeitung: Buchbinderei Lüderitz & Bauer, Berlin